T0209432

Salud Natural

El Placer de Sentirte Bien

ELKE F. LEWIS

BALBOA.
PRESS
A DIVISION OF HAY HOUSE

Número de Control de la Biblioteca del Congreso: 2019900139

ISBN: 978-1-9822-1861-4   (tapa blanda)
ISBN: 978-1-9822-1863-8   (tapa dura)
ISBN: 978-1-9822-1862-1   (libro electrónico)

Información sobre impresión disponible en la última página.

Fecha de revisión de Balboa Press: 04/08/2019

Dr. Terry Cole-Whittaker, autora de numerosos best-sellers, Ministro, Consejera Espiritual y Terapeuta, comenta:

"El contenido de este libro ha sido bien explorado y la información es presentada en una manera fácil de entender. Si quieres tener un cuerpo sano y una vida radiante, ¡lee este libro! Una persona inteligente toma responsabilidad por su vida, especialmente cuando se trata de su salud. Aparte de tener un buen consejero profesional en el campo de la salud, uno tiene que conocer las posibilidades que existen. Este libro es una gran fuente de sabiduría para ti y tu familia."

Contenido

Dedico este libro con todo mi amor
a mi esposo Steven Calvin Lewis,

a los que sufren y buscan la forma de vivir mejor,

a mi adorado cachorro Chico, que está en el cielo y fue
mi alegre compañero por 8 meses,

a su primita Shanti, que me llena de gozo todos
los días,

a la vida y al amor,

y sobre todo a aquellas almas que viven en la tierra
para servir a la humanidad.

Descargo de responsabilidad

Este libro no contiene consejos médicos. Fue escrito después de muchos años de experiencia profesional y personal de la autora en el campo de la nutrición y autocuración por medios naturales.

La mayoría de las sugerencias han sido comprobadas por el tiempo o son de origen folclórico. Las anécdotas son relatadas para información solamente. No son para prevenir, tratar, curar o diagnosticar alguna enfermedad.

Los comentarios u opiniones no han sido evaluados por la FDA.

Cada persona es única, y si te preocupa tu estado de salud, quieres hacer cambios en tu dieta, tu estilo de vida, usar un suplemento nuevo, vitaminas o hierbas, debes de consultar antes con tu médico o profesional en el campo de la salud.

Ni la autora o la editorial se hacen responsables por el uso de la información presentada.

Prólogo

Las dietas han existido desde el principio de la humanidad, solamente que en los tiempos de Adán y Eva nadie se refería a ellas como dietas especiales. Comían lo que había en el Jardín del Edén y estaban contentos con lo que había disponible. En aquellos tiempos todo era bueno y puro, incluso el aire que respiraban. No había automóviles en el paraíso, ni televisión, ni periódicos, ni esmog, dinero o tarjetas de crédito. No había mucho de qué preocuparse. Todo era perfecto.

Hoy vivimos en un mundo diferente. Casi se ha convertido en un arte escoger el alimento más apropiado a pesar de que hay tanta variedad. Ya no vivimos en un ambiente prístino. Sin embargo, nuestro deseo de salud y felicidad es más grande que nunca. Tendemos a pensar que más es mejor. Queremos más comida, una casa más grande, un automóvil más rápido. Queremos ir a las fiestas más divertidas, escoger las escuelas más caras para nuestros hijos, queremos vestirnos a la última moda, ir de vacaciones a lugares exóticos, y todo por el precio más bajo. Después de cazar esos sueños, y quizás alcanzar algunos de ellos, nos damos cuenta que el vacío interior persiste. Disfrutar de todo esto es bueno, pero las cosas en sí no nos van a llenar.

Es agradable tener "cosas", pero lo que realmente deseamos es buena salud, amor, paz, libertad, y, sobre todo, más alegría en nuestras vidas. Queremos sentirnos bien y vernos bien. Tiene su valor poder disponer de dinero, tener buena salud, una buena educación y poseer cosas hermosas, pero no son las metas finales, sin embargo, nos sirven de peldaños para alcanzar aquello que es de valor verdadero. Siempre habrá dificultades en el camino, pero son precisamente estas dificultades las que nos ayudan a aprender y a crecer. Cuando estamos enfermos, deseamos salud; cuando sufrimos carencias, queremos abundancia. Las limitaciones despiertan nuestros deseos. Cualquier cosa que deseemos hacer, ser, o tener, se puede lograr con la acción apropiada. Son nuestros pensamientos, palabras y sobre todo las acciones las que determinan lo que pasa en nuestra vida. En realidad, somos poderosos creadores. Las experiencias agradables pueden indicarnos que vamos por buen camino, mientras cada obstáculo, cada caída, cada dolor, puede ser un recordatorio del Universo de que hay que cambiar algo. También puede significar que vamos por buen camino y pronto las cosas van a cambiar. De una manera u otra, todo es un aprendizaje. Nos ayuda a ser más fuertes y últimamente, a tener una vida mejor.

Nuestra salud no es la excepción. A pesar de que podemos estar conformes con cualquier situación, la salud y la belleza pueden actuar a nuestro favor para obtener más alegría y progresar más rápido hacia nuestras metas. Entender cómo trabaja nuestro cuerpo y qué nos quiere comunicar a través del dolor, del bienestar o por medio de una variedad de síntomas, es entender que siempre nos guía hacia nuestro mayor bien. Incluso podemos reducir el proceso de envejecimiento y retener la juventud en cualquier edad una vez que aprendemos lo que nos conviene comer y lo que hay que evitar. Como regla general, necesitamos mantener todo sencillo y escoger los alimentos menos procesados. Otra cosa importante es la cantidad de comida. Lo mejor es comer solamente cuando tenemos hambre y no tan seguido o con el objeto de distraernos.

El propósito de este libro es presentar ideas cuya efectividad ha sido comprobada. Cubre algunas experiencias propias, sugerencias originarias de las Sagradas Escrituras, las de personas que han vencido problemas personales o de diferentes maestros en el campo de la salud. También contiene contribuciones de clientes que he podido observar durante mis más de cuarenta años de experiencia profesional en nutrición y salud natural. A veces aprendemos más de personas que en algún momento fueron declaradas incurables por la profesión médica y después encontraron un camino para convertirse en ejemplos vivientes de salud, fortaleza y belleza. Aprender a estar saludable es un proceso.

No hay una fórmula que trabaje para todos. Comer alimentos naturales sin demasiados aditivos debe ser una de nuestras prioridades.

No tenemos que gastar mucho dinero en alimentos. Tampoco implica que no podamos compartir una comida con amistades que escogen un camino diferente. Hay que encontrar equilibrio, un camino que sirva para el bien de todos. A veces el alimento más simple o no comer nada temporalmente puede ser la mejor solución. Son nuestros hábitos los que determinan cómo nos sentimos y cómo nos vemos a la larga. Nuestras preferencias en la comida pueden influir en nuestras relaciones con los demás y quizás hasta en nuestras finanzas. Lo que comemos determina los lugares que frecuentamos, la gente de la que nos rodeamos, en qué gastamos el dinero e influye nuestra forma de pensar y actuar. La mayoría de la gente piensa que la dieta no tiene nada que ver con el grado de bienestar. Piensan que comer alimentos orgánicos debe ser caro. No solamente cuesta más visitar a un médico y surtir las recetas, sino que el tiempo que perdemos ocupándonos en atender los malestares podría invertirse en algo mucho más valioso. El dolor y la preocupación por estar enfermos pueden casi paralizarnos, sin mencionar la pérdida de ingresos por ausencias en el trabajo o por no poder atender otros asuntos. El precio principal que pagamos por no vivir de acuerdo con las leyes de la naturaleza es no poder disfrutar la vida en su totalidad.

Otra área de preocupación es la de los efectos secundarios de los medicamentos. Según la Sociedad Médica de los EE.UU. (AMA, por sus siglas en inglés) cada año mueren más de cien mil personas a causa de drogas de prescripción. Tomar medicamentos recetados —no medicina equivocada— se ha convertido en la cuarta causa de muerte en los Estados Unidos. Si quieres mantenerte sano y prevenir catástrofes, es importante que escojas alimentos saludables. Nuestro cuerpo es un milagro viviente. Es capaz de purificar y repararse a sí mismo si le damos lo que necesita. Con las selecciones correctas de alimentos y un estilo de vida apropiado, podemos mantenernos jóvenes y hermosos hasta el último día de nuestra vida. La comida puede ser uno de los mayores placeres, pero también puede contribuir a la perdición.

Durante mis años de trabajo en el ramo de la nutrición e impartiendo clases de *Hatha Yoga* tuve el gusto de encontrarme con personas de tres generaciones. He podido observar tremendos cambios en todas ellas, independientemente de su edad, una vez que empezaron a cambiar su dieta. De hecho, gozando de buena salud uno no siente los años. Lo que comemos o no comemos es más importante de lo que imaginamos. También cuenta si estamos física y mentalmente activos. Además, hay que buscar algo que nos llene de alegría, algo que nos aliente a seguir adelante. Estar saludable, feliz y lleno de amor no es un privilegio exclusivo de la juventud. Facilita alcanzar nuestras metas y nos ayuda a realizarnos. Me encanta mi trabajo, porque entre otras cosas me proporciona la oportunidad de encontrar gente maravillosa casi todos los días. Aparte de esto, me gusta leer, bailar y viajar, y continuamente trato de aprender algo nuevo.

Cuando mi esposo murió inesperadamente en 2002, fue un choque tremendo para mí. Únicamente mi trabajo me permitió seguir adelante, pero la vida sigue. Volví a encontrar el amor. Al principio fue el amor por un hombre lo que me dio la felicidad. Gradualmente se convirtió en amor por la vida misma. Puede haber amor por la familia, por las amistades, por una mascota, los hijos, amor a Dios y sobre todo por uno mismo. Hoy busco algo más allá de la salud física, algo que enriquece nuestras vidas y nos permite vivir plenamente. Por una parte, es la salud por medios naturales, por la otra, el amor y los valores espirituales. Más que el alimento físico es la parte espiritual, el amor, y la dedicación a una causa mayor lo que nos sostiene y nos mantiene jóvenes. Además, la gente feliz contribuye a un mundo mejor.

Siempre habrá retos en el camino, pero no es nada que no podamos superar. Por lo general los problemas resultan ser bendiciones disfrazadas porque, para liberarnos de ellos, buscamos cambios. A nadie le gusta sufrir. John-Roger, uno de mis maestros espirituales, decía: "Cuando derrames la leche, puedes sentarte y llorar o puedes limpiarla y seguir adelante con tu vida. Tú escoges". En la mayoría de los casos lo único que se requiere son cambios sencillos. ¿Estás dispuesto a hacerlos para vivir mejor?

Elke Lewis

Nuestra mayor oportunidad es ahora

La mayoría de la gente se pasa la vida trabajando con el objeto de tener un mejor futuro, olvidando disfrutar el presente. Sin embargo, conseguir mejor salud es un peldaño hacia otras formas de bienestar y debe ser una de nuestras prioridades.

Después sigue, quizás, la cuestión de dinero. El dinero puede hacer mucho bien si lo usamos con sabiduría, y a veces ayuda a quitarnos ciertas preocupaciones. Sirve para comprar cosas materiales. Necesitamos casa y transporte. Hasta la educación cuesta. También nos gusta cultivar amistades. Queremos amar y ser amados. Sin embargo, el tiempo vale mucho más que todo lo demás porque sin él no tendríamos nada. El tiempo es tan precioso, porque ningún momento regresa jamás. Cómo decidimos usarlo determina nuestra calidad de vida. Desperdiciarlo en acciones perjudiciales es derrochar el regalo más grande que nos fue dado. Nuestros pensamientos, nuestras palabras y nuestras acciones en el presente nos ayudan a crear el futuro que deseamos.

La sabiduría de un autor desconocido sugiere aprovecharlo al máximo. Dice asi:

- Date tiempo para pensar, es la fuente del poder.
- Date tiempo para jugar, es el secreto de la eterna juventud.
- Date tiempo para leer, es la fuente de sabiduría.
- Date tiempo para orar, es el poder más grande en la tierra.

- Date tiempo para amar y ser amado, es un privilegio que Dios nos dio.
- Date tiempo para ser amable, es el camino hacia la felicidad.
- Date tiempo para reír, es la música del alma.
- Aprovecha el tiempo para dar, el día es demasiado corto para ser egoísta.
- Date tiempo para trabajar, es el precio del éxito.
- Toma tiempo para ser caritativo, es la llave del cielo.

Todos queremos sentirnos bien, ser saludables, prósperos y felices. Si lo logramos o no, depende totalmente de nosotros y de la manera de usar el tiempo. No se trata de esperar a que algo maravilloso suceda en el futuro. Cualquier cosa buena puede suceder pronto si participamos activamente en nuestro progreso. Hasta actos pequeños hacen una gran diferencia. Cada vez que bendecimos a alguien o algo, atraemos bendiciones para nosotros. Puede ser por medio de cosas simples, como disfrutar una comida con una amiga o un amigo, reírnos de un chiste, comunicar a las personas lo importantes que son para nosotros, escuchar sus historias, tomar la mano de alguien, dar y recibir abrazos, cuidar una mascota, hacer nuestro trabajo con excelencia o pasar tiempo con un ser querido.

De vez en cuando conviene estar solo, pasar tiempo en silencio, estar consciente de lo mucho que tenemos que agradecer o simplemente amándonos y aceptándonos a nosotros mismos, con todos nuestros defectos. Cada instante es importante. A veces es suficiente saber que estamos vivos. Cuanto más conscientes estemos de nuestras bendiciones, más rica será nuestra vida y tendremos aún más para compartir con los demás.

Cada día, cada momento, nos presenta nuevas oportunidades. Todas ellas son oportunidades para crecer, para vivir, para amar y para dar. ¡No las dejes pasar! Usa el tiempo con sabiduría. Es el regalo más grande que tenemos y pasa más rápido de lo que pensamos. Cuando lleguemos a la entrada al cielo, es posible que San Pedro nos pregunte qué hicimos con la vida que Dios nos dio. ¿Cuál sería tu contestación? Dirías: "No recuerdo. El tiempo pasó tan rápido. Trabajé para ganar dinero. Me divorcié de mi esposa. Gané pleitos legales. Estuve enfermo y con mucho estrés la mayor parte del tiempo, así que casi ni me di cuenta de lo que pasaba a mi alrededor. No ayudé a nadie, porque nadie me ayudó a mí tampoco."

O dirías: "Abracé a mis hijos. Cuidé a mi mamá. Cumplí todas mis promesas. Trabajé para ganarme la vida. Disfruté las cosas sencillas. Enseñé algo que puede ser útil a otros. Regué las plantas. Caminé en el parque y nadé en el mar. Jugué con mis hijos y cuidé al perro. Alabé a Dios y cuidé de mí mismo. Estoy agradecido por la vida con todos sus altibajos. Tuve oportunidades para crecer y para disfrutar, y siempre hice lo mejor que pude."

Cada día es una oportunidad para crear algo mejor, es una oportunidad para sentir felicidad y compartirla con los demás. ¿Por qué desperdiciar el tiempo tratando de ganar la lotería? Probablemente nunca va a suceder. Son las cosas pequeñas las que cuentan, las cosas que hacemos, los momentos que disfrutamos. Es lo que aumenta nuestro bienestar. Compartir lo que tenemos es otra forma de encontrar la felicidad.

Personalmente, me encanta pasar tiempo con mi perrita chihuahua Shanti. Como todos los animales, está llena de amor incondicional. Es mi bebé, a pesar de que ya tiene casi doce años. Cuando apago la luz en la noche, ella viene corriendo y se mete debajo de las cobijas conmigo. Durante el día observo cómo se entretiene con sus juguetes. Cuando come, mueve la colita de placer. Siempre es la misma comida para perros la que le doy, pero para ella parece que es la delicia más grande del mundo. Un poquito de comida, un poco de agua, amor y protección. ¡Qué poco se necesita para ser feliz! La amo y ella me ama a mí. Nos cuidamos la una a la otra.

Para ti puede que sea tu pareja, tus hijos, o las amistades las que te dan gusto por estar en tu vida. Hazles saber cuánto los aprecias. El tiempo no regresa. Es tan importante darnos esta oportunidad, este tiempo tan precioso para cuidarnos, para disfrutar y apreciar, incluyendo a nosotros mismos. Nunca sabemos si habrá otra oportunidad. Todo es parte de la vida, parte de ser saludable y sentirnos bien; y tampoco te olvides de ti. Cuando te aprecias a ti mismo, otros te tratarán con amor y respeto. Si no lo haces, nadie más lo va a hacer. ¡Sé tu mejor amigo! Después de todo, eres la persona con la que vas a pasar el resto de tu vida.

El tiempo que Dios nos dio es nuestra oportunidad para crear la vida que deseamos. Si queremos abundancia y prosperidad, la mejor manera de conseguirlas es compartir lo que tenemos. Si quieres más dinero, comparte tu dinero. Si quieres mejor salud, sacrifica tu apetito ayunando de vez en cuando. Si quieres más gozo, lleva más alegría a otra persona. La vida continuamente nos presenta oportunidades para hacerlo.

Cuando tenía alrededor de quince años, en mi escuela en Alemania casi todos los estudiantes tenían un pequeño álbum donde las amistades podían escribir algún recuerdo, de manera que nunca nos olvidáramos unos de otros. En el curso de los años, las caras y los nombres han sido olvidados desde hace mucho tiempo, pero aún recuerdo una de las anotaciones más preciosas en mi álbum: "La alegría que traes a otros, siempre regresa a tu propio corazón." No hay nada mejor que podamos hacer con nuestro tiempo que cuidar de nosotros mismos y en alguna forma contribuir al bienestar de otros.

Cuidar de nosotros mismos, orar, apreciar a los demás, dar regalos o compartir nuestro tiempo, es una forma de expresar amor. Este amor tarde o temprano regresa a nosotros. Nuestro tiempo y nuestro amor son los regalos divinos más grandes que tenemos. Compartirlos con los demás es una manera de crear la mejor vida posible.

A veces necesitamos fe

Todo lo que nos sucede es porque en alguna forma hemos participado en su creación. Lo ocasionamos, lo promovemos o lo permitimos, ya sea que lo deseemos o no y la mayoría de las veces inconscientemente. No es hasta cuando tomamos responsabilidad por nuestras acciones que nuestra calidad de vida mejorará. Echarle la culpa a otros, como a nuestros padres, al destino, la pareja, al vecino, al gobierno o a la suerte en general, no hace más que convertirnos en víctimas. Si deseamos resultados positivos, debemos asumir nuestra responsabilidad y actuar en forma consciente. Podemos consultar con los demás, pero al final de cuentas cada quien cosecha lo que siembra. Esto se refiere a cualquier área de nuestra vida, incluyendo nuestro estado de salud.

Las enfermedades no caen del cielo. Son el resultado de un proceso largo que empezó años atrás, aunque no nos hayamos dado cuenta. Puede haber empezado con algún pequeño malestar, como un resfriado o después de una visita al dentista. En lugar de verlo como una advertencia y ayudar a nuestro cuerpo a resolver el problema en forma natural, empezamos a suprimir los síntomas con medicamentos. De momento uno se siente mejor, pero más adelante habrá consecuencias. Lo más probable es que aparezca algo peor. Un autor no-identificado en forma humorística explica cómo algo tan insignificante como tomar una aspirina puede terminar en mayores complicaciones, incluyendo la muerte. Lo llama "**La ceremonia americana de la muerte**".

Se estima que en promedio son de diez a quince años hasta completar el proceso, y es así: "Cuando te duele la cabeza, toma una aspirina. Si una no es suficiente, toma otra. Cuando dos no te quitan el dolor, toma algo más fuerte. Pronto será necesario agregar otros medicamentos para tratar las úlceras causadas por la aspirina. Después de unos meses, la nueva medicina habrá interrumpido la función del hígado o afectado el páncreas. Si hay infección, toma antibióticos, que dañan los glóbulos rojos, afectan tu bazo y debilitan tu sistema inmunológico. Ahora se presenta la oportunidad para tomar cosas más fuertes. Todos estos químicos pondrán tanto estrés en tus riñones, que pronto empezarán a fallar. Entonces es tiempo de tomar cortisona y más antibióticos que destruirán por completo tus defensas naturales contra las enfermedades y podrás esperar que todos tus síntomas regresen pronto. Cuando tus riñones estén tapados, puedes seguir un tiempo más, hasta que haya tal confusión en tu cuerpo que ya nadie sepa qué hacer y cómo los medicamentos interactúan unos con otros. No importa. Si seguiste cada paso del camino, estarás listo para una cita en la funeraria". Este juego es seguido prácticamente por cada americano, con excepción de unas cuantas almas inocentes que todavía siguen los caminos de la naturaleza.

Se supone que este relato es una exageración divertida, pero, ¿lo es? Tanta gente hoy en día toma medicamentos por cualquier cosa, con o sin receta, y sin estar conscientes de los efectos secundarios que causan o de sus interacciones entre ellos. Sin embargo, los que "siguen la naturaleza" en general son más fuertes y viven más tiempo. La gente sana es la excepción hoy en día. **Cualquier dolor o malestar señala que algo está mal, que necesitamos cambiar algo.** Puede que se trate de pérdida de dientes, caída de cabello, envejecimiento prematuro, problemas de la piel, cambios hormonales, exceso o falta de peso, miopía, falta de energía o cualquier otro problema. Todos nos avisan que el cuerpo no está en óptimas condiciones y que debemos hacer algo diferente si queremos mejorar. Casi siempre estamos a tiempo para poder hacerlo.

Cuando hay malestares, la mayoría de la gente va a ver al doctor. Allí esperan un milagro. Él o ella ordena ciertos análisis para luego darle un nombre a la combinación de síntomas, o sea, pone un nombre a la "enfermedad". Siempre habrá algo que diverge de los valores ideales porque nuestro cuerpo cambia continuamente de acuerdo con la comida que ingerimos, nuestras emociones y pensamientos. Nadie se encuentra en un estado permanente de salud. Por lo general, ponerle nombre al problema que tenemos no ayuda, sobre todo cuando es grave o lo llaman incurable. Una vez que se elimina la causa, casi cualquier síntoma es reversible. En lugar de ponerle nombre al problema, que ya sabemos que lo tenemos y recetar medicamentos con efectos secundarios para controlarlo, sería más beneficioso averiguar la causa y tratar de eliminarla.

Nuestro cuerpo es un milagro. Si le damos el cuidado apropiado a tiempo, es capaz de sanar por sí mismo. A veces es tan simple como eliminar ciertos alimentos, pasar más tiempo al aire libre, comer más frutas y verduras, comer con menos frecuencia o beber más agua. Hasta irse de vacaciones y divertirse un poco puede ayudar. Si tu médico dijera que posiblemente te podrías curar sin su ayuda y solo haciendo unos pocos cambios en tu estilo de vida, probablemente te mostrarías escéptico. Pero así es. No es en el mejor interés del médico hacerlo. Es en **TU** interés buscar alternativas sin efectos secundarios. ¡Infórmate! Aprende más sobre salud en lugar de instruirte sobre las enfermedades y sus síntomas. Eso es cosa del médico.

Cuando la gente oye la palabra "incurable" casi se paraliza de miedo. En lugar de buscar otras alternativas, consideran los tratamientos convencionales como única opción. Sin embargo, hay un gran número de personas que escogen el camino natural. Muchas de ellas no solo lograron restaurar su salud sino al mismo tiempo restauraron su calidad de vida. Una de ellas fue una guapa enfermera de Costa Rica. Tuve la suerte de conocerla en un taller sobre salud, y ella me contó su historia.

Es una mujer de carácter alegre, pelirroja, que probablemente tenga unos cincuenta y tantos años de edad, a pesar de que se ve mucho más joven. Solía trabajar en un hospital en Costa Rica en la sección de pacientes terminales, hasta el día en que a ella también la diagnosticaron con cáncer en la matriz. Estaba aterrorizada. Según sus propias observaciones, la mayoría de las pacientes murieron después de los tratamientos convencionales. Intentó preguntar a una de las pacientes con el mismo problema que el suyo, para saber qué fue lo que había hecho esa mujer y pasar por alto aquellos tratamientos que no le habían servido, pero la paciente murió antes de que la enfermera la pudiera entrevistar. Fue entonces cuando empezó a buscar seriamente otras alternativas.

Después de algunas investigaciones encontró una famosa clínica naturista cerca de la ciudad de Guadalajara, en México. Allí le recomendaron que comiera solamente uvas y espinacas por seis semanas. Me dijo que durante aquel tiempo eliminó un desecho verdoso y feo por la vagina. Lo describe como algo parecido a un panal. Adelgazó bastante debido a la cantidad de toxinas que eliminó. Después regresó con su ginecólogo para hacerse exámenes nuevos. Éste le dijo que su matriz estaba tan limpia y tan saludable como la de una mujer de veinte años. Para entonces la señora ya era abuela. Su dieta no sólo la curó de su problema sino rejuveneció su cuerpo entero. Nadie podía adivinar su edad. Se veía como una mujer de unos treinta y cinco años, aunque en aquel tiempo ya tenía una hija de treinta y dos.

En la mayoría de los casos una desintoxicación es suficiente para que el cuerpo pueda iniciar su autocuración. Durante este proceso puede haber más eliminaciones por la piel, el intestino o la orina, con olores extraños o aspecto desagradable. Entre los síntomas puede haber erupciones cutáneas, resfríos, cansancio o pérdida de peso. Una vez activada la eliminación, es posible que la persona, al principio, se sienta peor. ¡De ninguna manera se está poniendo peor! Las substancias nocivas vienen a la superficie y están saliendo antes de que el cuerpo vuelva a estar saludable. Por lo general se requiere seguir el proceso con cierta constancia antes de ver resultados. Después, lo blanco de los ojos se hace más luminoso, la piel adquiere un tono más rosado, desaparecen los malos olores, probablemente sintamos más energía y estemos de mejor humor. La mayoría de las personas se sienten mejor y hasta se ven rejuvenecidas. Los demás empiezan a notarlo también, aunque no saben qué fue exactamente lo que ocurrió.

Independientemente de si escogemos lo tradicional o elegimos alternativas naturales, nunca hay garantía de éxito. La diferencia principal sería que, al vencer el problema con métodos naturales, lo más probable es que la calidad de vida sea mejor que antes. Así lo sienten muchas personas que en algún momento de su vida sufrieron de algo "incurable" y lograron gozar de una salud excelente de nuevo, después de escoger un camino diferente. Sin proponérselo, a menudo se convirtieron en maestros de otros.

Primero aprendemos, luego enseñamos

Buda enseñó que todos los seres humanos tenemos dos cosas en común: Queremos ser felices y evitar el sufrimiento. La mayoría de la gente vive con la ilusión de que trabajar más horas y ganar más dinero les traerá felicidad una vez que puedan comprar las cosas que habían soñado. Desde luego, estas cosas nos dan felicidad temporalmente, pero a la larga no llenan el vacío. Nos encanta el automóvil nuevo, la casa más grande o un aumento de sueldo. Igualmente es maravilloso aprobar un examen, encontrar la pareja ideal o celebrar el siguiente cumpleaños. Una vez que alcanzamos estas metas, la emoción se va y con ella nuestra "felicidad". Es cuando buscamos metas nuevas. Quizás es como subir una montaña antes de bajar otra vez al valle. Cada vez buscamos cimas más altas. Puede ser en forma de un automóvil más lujoso, una casa más elegante o una pareja más sexy. La búsqueda sigue.

Tener buena salud es importantísimo porque es la base para disfrutar lo demás. Es el tesoro más grande que podamos tener. Aunque compadecemos a la gente que tiene menos que nosotros, ellos a veces disfrutan la vida más que nosotros. Viviendo cerca de la frontera de México, a menudo veo a los "pobres" indios Tarahumara. Algunos caminan muchas millas para conseguir comida. Un poco de arroz, un manojo de frijol, unas cuantas monedas y están contentos. A pesar de sus carencias materiales ellos parecen gozar de excelente salud. Se acercan con una sonrisa amistosa y estiran la mano para recibir "colima", una caridad. Vivir el momento y sin preocupaciones puede traer alegría. Uno puede ser feliz observando la salida o la puesta del sol, pudiendo respirar a gusto, sintiendo el aire sobre la piel, teniendo comida suficiente para el día y dando y recibiendo abrazos. Más que nada uno siente felicidad cuando aprecia lo que tiene en lugar de pensar en lo que le falta.

Cuidar nuestra salud no debe ser complicado. Mientras estamos jóvenes, creemos que la vida nos pertenece. Comemos y bebemos lo que se nos antoja. Vamos a fiestas, tomamos pastillas para esto y lo otro y, a veces alguna droga para ponernos cuetes. Con el paso del tiempo hay tendencia a ganar peso y sentimos más pereza. Se nos dificulta dormir o quizás nos diagnostican alguna enfermedad. Pocas son las personas que empiezan a cuidarse antes de que aparezcan los problemas. Aun así, nuestro cuerpo es noble y perdona. La mayoría de los síntomas son reversibles.

A menos de que se trate de algo serio o que haya una emergencia, los remedios naturales son de gran ayuda. Con la experiencia aprendemos cuáles nos sirven y cuáles no tienen efecto. Recuerdo un caballero que se enfermaba de gripe dos o tres veces al mes durante la temporada de invierno. Cuando empezó a tomar ajo y jugo de limón en lugar de productos de la farmacia, su sistema inmunológico mejoró y rara vez se volvió a resfriar. Cada vez que nos sentimos mal tenemos que tomar una decisión. ¿Queremos combatir los síntomas o preferimos hacer lo que nos proporciona salud duradera? Los dos se parecen, pero en realidad son caminos opuestos. Lo primero elimina los malestares pronto y lo otro nos libera de toxinas, resultando en bienestar a la larga.

Una de las formas más simples para generar salud es a través de los alimentos. Nuestro cuerpo es como una computadora. Reacciona a todo lo que ingerimos. Si es algo dañino, a veces las consecuencias no se manifiestan de inmediato. En otros casos no parecen tener relación con la causa original. En algunos casos el cuerpo tarda años para manifestar el mal, como por ejemplo en el caso de las caries dentales, cuando aparezcan, probablemente ya ni nos acordamos de los dulces que comimos años atrás. ¡Al cuerpo no se le olvida! Las enfermedades no caen del cielo. Las creamos; y así como creamos enfermedades afortunadamente también podemos crear salud.

Uno de los maestros más famosos en el campo de la salud natural fue el profesor Arnold Ehret (1866–1922), pionero en ayunos y purificación interna. Es el autor de varios libros, incluyendo *La Dieta amucosa* y *Ayuno radical*. A la edad de treintaiún años le diagnosticaron la enfermedad de Bright. Ehret tenía problemas renales y una forma de tuberculosis. Lo declararon incurable. Al principio probó "dietas vigorizantes" en varias clínicas prestigiosas y sintió una mejoría temporal. Sin embargo, no fue hasta que empezó a practicar su famosa dieta amucosa que consiste principalmente de frutas y verduras, en combinación con ayunos ocasionales, que se tornó en una imagen de salud y belleza.

Ehret recomendaba evitar todos los alimentos con almidón como el pan y la pasta, y también los productos lácteos por formar mucosidad en el cuerpo. Comprobó la efectividad de esta dieta cuando después de ayunar por siete días caminó con un amigo al norte de Italia por cincuenta y seis horas. Caminaron sin interrupción, sin descansar, sin dormir y sin comer nada. Ambos bebieron agua solamente. Después de siete días se limitaron a una comida vegetariana al día, que consistía de fruta. En algún punto de su viaje encontraron gente infectada con cólera. A pesar de que la enfermedad es altamente contagiosa y causaba muchas muertes en aquel tiempo, los dos hombres nunca se contagiaron. Su sangre estaba tan pura que se hicieron inmunes, comprobando así que las enfermedades solamente se presentan en un cuerpo lleno de toxinas.

Todas las enfermedades representan un esfuerzo del cuerpo por liberarse de toxinas. Trata de deshacerse de lo que no debería de estar allí. Lo transporta a la superficie, que es donde nos damos cuenta que las toxinas existen. La consecuencia puede ser un resfrío, fiebre, eczemas de la piel, caída del cabello, hinchazones, diarrea, sentirse incómodo, cansado o con otros síntomas. En lugar de combatirlos, necesitamos apoyar al cuerpo en su acción purificadora. Nuestro cuerpo continuamente nos habla a través de ciertas sensaciones, principalmente por bienestar o "enfermedad". Puede que haya dolor, malos olores, problemas digestivos, cambios en el peso, colesterol elevado, insomnio, desechos, arritmia cardiaca, falta o exceso de apetito, dolor de cabeza, varices u otros síntomas diversos. Cuando visitamos al médico para que nos ayude a corregir tales síntomas, éste por lo general ordena análisis y luego prescribe medicamentos. Es posible que el medicamento quite el malestar, pero no puede eliminar la causa. Los medicamentos agregan más toxinas a las que ya se encuentran en el cuerpo, por no mencionar los efectos secundarios que producen.

La causa principal de casi todas las enfermedades son las toxinas, a veces acumuladas durante años. Las deficiencias también pueden ser causadas por toxinas, porque no es lo que ingerimos lo que cuenta, sino más bien los nutrientes que absorbemos. Las toxinas pueden ocasionar la presencia de parásitos, moho, bacterias y hongos, incluyendo candidiasis. Todo ello impide la absorción adecuada de los nutrientes y puede ser la causa de enfermedades graves, incluyendo el cáncer.

A veces parece un milagro cuando los síntomas indeseables desaparecen. Sí es un milagro, nosotros lo hemos creado. Es imposible estar sano comiendo comida chatarra, llevando una vida sedentaria o con emociones negativas. Es difícil sentirnos bien cuando nos odiamos a nosotros mismos, a nuestro trabajo y prácticamente a todo el mundo que nos rodea. Algo tan sencillo como caminar al aire libre o respirar aire puro puede hacer la diferencia. Vivir de acuerdo con nuestros recursos reduce las preocupaciones económicas y leer las escrituras puede traernos paz interna. Usar el microondas y consumir los llamados "alimentos de dieta" afecta la salud. Ambas cosas deben evitarse. Una de las cosas más efectivas para recuperar la salud pronto es comer poco o reducir el total de comidas al día a dos en lugar de tres.

Cualquier purificación interna, como comer menos, fortalece nuestro sistema inmunológico, que a su vez controla más del ochenta por ciento de nuestras enfermedades. Cuando mejoran nuestras defensas, en la mayoría de los casos el cuerpo vuelve a estar saludable. Si alguien dice que tu problema no tiene cura, significa únicamente que la persona que lo dice no la ha encontrado. Si los médicos tuvieran todas las respuestas, serían las personas más saludables en el planeta. Aparentemente, no es el caso.

El Dr. Joel Wallach en su famoso y humorístico casete *"Dead Doctors do not Lie"* (Los médicos muertos no mienten) dice que la edad promedio de los médicos es menos de sesenta años. Él se recibió como médico naturista, es veterinario y también tiene un diploma como médico alópata. A pesar de que su esposa es médico, él cree en la sanación natural. Hace énfasis en la importancia de los minerales y grasas saludables en la dieta. Tuve el gusto de conocer al Dr. Wallach en persona cuando tenía más de setenta años y aún se veía muy joven. Es un hombre dinámico, con gran sabiduría e incansable en sus presentaciones. Observé que aún tenía su color de cabello natural y su piel estaba libre de manchas. Bromeando dijo que su fórmula para mantenerse sano era que cada vez que tenía algún problema, primero consultaba con su esposa médico. Según lo que ella decía, hacía lo contrario de sus recomendaciones, y así es como se ha podido mantener sano. El Dr. Wallach practica lo que enseña, recomendando ingerir más minerales. Hoy día la tierra carece de minerales y, por lo tanto, nuestros alimentos no contienen los mismos nutrientes que antes.

Todos los medicamentos tienen efectos secundarios, a veces serios. Las compañías farmacéuticas están obligadas a revelarlos, a pesar de que probablemente preferirían que la gente no se enterara. Simplemente viendo los anuncios en la televisión uno puede enterarse de lo peligrosos que son. Algunos productos pueden causar náusea, mareos, vómito, pérdida del oído, palpitaciones, sangrados internos, dolores de cabeza, problemas de la respiración y, a veces hasta la muerte. Muchos productos han sido retirados del mercado después de que cientos de personas han muerto o han sufrido daños serios. Me sorprende que algunos hombres aún compren la pequeña tableta azul para mejorar su vida sexual. Cualquier problema sexual por lo general es un problema de salud. Una vez eliminada la causa, los hombres ya no tienen problemas en la recámara, por lo menos en lo que se refiere a su vida sexual. A pesar de que los fabricantes invitan a los hombres a que llamen al médico tan pronto como hay una erección que dure más de cuatro horas o que sientan una pérdida repentina del oído o de la vista, dudo que su ocupadísimo doctor vaya a estar esperando la llamada. ¿Además, como vas a marcar un número de teléfono cuando ya no ves ni oyes? Las hierbas, vitaminas y dietas son efectivas y nunca han matado a nadie.

Hace unos años reportaron en la televisión la historia verídica de un hombre que se curó de cáncer. Lo explicaron como una remisión inesperada. Cuando oficialmente no hay ninguna cura, uno solo puede hablar de "remisión" o decir que fue un diagnóstico equivocado. El caballero en cuestión había sido diagnosticado con cáncer en la fase terminal. Le dieron un plazo de vida de tres meses aproximadamente. Sus médicos aconsejaron que se sometiera a radiación y quimioterapia.

El paciente se informó de sus posibilidades de sobrevivencia después del tratamiento y le dijeron que no había garantía alguna, quizás seis meses. Los médicos iban a hacer lo posible, pero lo mejor que se podía esperar era que el hombre viviera seis meses en lugar de tres. Les dio las gracias y en vez de someterse a los tratamientos que le sugerían decidió vivir el tiempo que le quedaba de la mejor manera posible. Lo primero que hizo fue irse de vacaciones. Me parece que dijo que se había ido a un crucero. Bebió coñac, del mejor que había. Fumó puros, de los más caros. Después de todo, quería tener un bonito recuerdo de su estancia en la tierra. Se divirtió lo mejor que pudo durante lo que creía iban a ser sus últimos días.

Al terminar los tres meses, el tiempo que sus doctores habían pronosticado que iba a vivir sin los tratamientos sugeridos, regresó para que le examinaran de nuevo. ¡Para sorpresa de todos, ya no había rastro de cáncer! No podían creerlo. El hombre se veía más feliz y más sano que antes y dijo que nunca se había sentido mejor. ¿Sería porque aceptó su situación? ¿O porque ya no había estrés en su vida? ¿Fue el aire fresco o el coñac? Nadie lo sabe. El hecho es que hizo algo diferente y ahora estaba ansioso por vivir su nueva vida.

El Dr. John Christopher (1909-1983) se conoce aún hoy como uno de los herbalistas más destacados del mundo. Cuando tenía aproximadamente catorce años, sufría de arterosclerosis a causa de la artritis reumatoide, lo que afectó su corazón. Le dijeron que con suerte llegaría a la edad de veinte años. Recuperó la salud con una dieta vegetariana, que incluía principalmente fruta, vegetales, granos y nueces, en combinación con purificaciones internas y ayunos esporádicos. Más adelante, estudió el efecto de las plantas medicinales, y su favorita era el chile cayena, del cual consumió grandes cantidades diariamente. Se cree que el chile cayena limpia las arterias como una hélice. Se convirtió en instructor y herbalista, famoso en el mundo entero. El Dr. Christopher vivió más que todos los médicos que le habían dado sólo unos pocos años de vida. Gozó de excelente salud hasta el día en que se murió a la edad de setenta y cuatro años en un accidente automovilístico.

Otro ejemplo sobresaliente en salud y con un aspecto joven era el Dr. Otoman Zar-Adusht Hanish (1844-1936). En su tiempo era uno de los maestros espirituales más destacados. No se sabe mucho sobre su origen. A la edad de tres años lo encontraron abandonado en un monasterio del

Tíbet, donde estudió y practicó muchas de las disciplinas desconocidas en el mundo occidental. Practicó las enseñanzas de Zaratustra y fundó el Sistema de Sanación *Mazdaznan*, que se basa en los efectos de la luz y los colores de los alimentos que comemos. Fue reconocido como médico, científico, artista, inventor, al igual que como fundador de algunos movimientos espirituales y religiosos.

Los estudiantes de *Mazdaznan* siguen una dieta vegetariana y escogen el color de sus alimentos de acuerdo con la constitución física individual. La base se determina a través de las medidas del cráneo, una ciencia conocida como frenología. Esta puede ser predominantemente física, espiritual o intelectual. Las personas con una base física por lo general tienen una cara redonda. Se benefician particularmente de los alimentos de color rojo, que fortalecen su hígado y mejoran la circulación. Las personas con base intelectual y una cara más angulada se benefician mayormente con un cincuenta por ciento o más de alimentos amarillos como son nueces, granos, y aceites, que tonifican el sistema glandular. Aquellas personas cuya base es espiritual y su forma de cara es ovalada, se benefician de alimentos con sub-tonos de color azul, incluidas las verduras de hojas verdes, que ayudan a absorber una mayor cantidad de oxígeno. Para ellos es preferible comer fruta de color verde, como por ejemplo manzanas o uvas, en lugar de rojas. Las legumbres, frijoles y arroz se recomiendan para todos.

El Dr. O'Hanish ayunó muchas veces cuarenta días o más, y a la edad de sesenta años no se veía mayor que de veinticinco. Una fotografía de él a esa edad lo muestra con una cabellera abundante de su color original y una piel joven sin arrugas o manchas. En sus noventas, unos años antes de su muerte, aún tenía una condición física excelente, caminando alto y erguido.

Ellos son algunos sanadores mundialmente famosos que enseñaron el camino después de pasar por tribulaciones propias y encontrar una solución. Hoy hay cientos de personas que han aprendido a vencer sus enfermedades en forma natural y comparten sus conocimientos con los demás. Entre los más famosos en Estados Unidos están David Wolfe, Markus Rothkranz, Victoria Boutenko y la bellísima Tonya Zavasta, autora de *Beauty on Raw (Bella por medio de alimentos crudos)* y *Quantum Eating (Comer en forma cuántica)*. Todos ellos viven de alimentos crudos y recomiendan una dieta rica en minerales y enzimas.

Markus Rothranz se ve más joven a los cincuenta y cuatro años que cuando tenía veinticinco.

Los métodos naturales pueden ser practicados en la privacidad del hogar y por una fracción del costo de los medicamentos químicos. Al cuidar nuestra alimentación podemos prevenir y corregir la mayoría de las enfermedades. Los tratamientos convencionales en lugar de fortalecer nuestro sistema inmunológico a menudo lo dañan. A pesar de que los EE.UU. tienen una tecnología médica muy avanzada, están casi en los últimos lugares en las estadísticas de salud en comparación con otros países. Igualmente serio es el hecho de que los errores en los procedimientos médicos estén en tercer lugar de las principales causas de muerte, antecedidas solo por el cáncer y los ataques al corazón. Lo mejor es prevenir. Una vez que aprendemos a cuidarnos, podemos crear nuestros propios milagros.

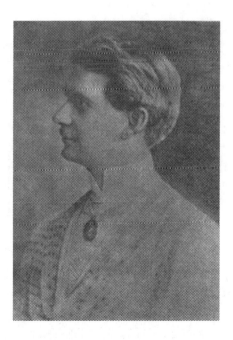

El Dr. O'Hanish a la edad de sesenta años.
Ayunó muchas veces durante cuarenta días o más.

El camino de la madre naturaleza

A través de los años he visto personas en situaciones desesperadas. Sufrían física, emocional o mentalmente, lo que influía en su estado económico y relaciones con los demás. Por lo general la falta de salud era la causa de los demás problemas. Algunos no podían trabajar y no tenían dinero. Lo habían gastado con la esperanza de que los medicamentos les ayudarían, aunque al final de cuentas el daño fue mayor de lo que esperaban. Otros abandonaron a sus parejas a causa de sus malestares porque hasta el carácter los había cambiado. Otros fallecieron después de tiempos de agonía. Quizás siento tanta empatía con ellos porque en mi vida hubo una época en que me encontré en una situación similar, desesperada, y preguntándome por qué esto me ocurrió a mí.

Crecí en tiempos de escasez en Alemania después de la Segunda Guerra Mundial. A pesar de ello gocé de excelente salud durante mi infancia y los años de mi juventud. Comía poco, principalmente porque no había nada más que las frutas y verduras que crecían en el jardín de mi abuelo. Muy rara vez había caldo de pollo. Tampoco comíamos postres u otros dulces.

Las cosas cambiaron después de mi bachillerato cuando decidí estudiar la carrera de intérprete en Londres. Como tenía muy poco dinero, a menudo comía dulces y comida chatarra. Las veces que me dio gripe o algún otro mal, compré algún medicamento en la farmacia para superar el problema lo más rápido posible y no faltar a clases. Gradualmente perdí la salud. En 1965 emigré a México donde pronto empecé a sufrir de náuseas, sangrados irregulares, abundante pérdida de cabello, una sordera temporal, problemas de la piel y otras cosas. Visité a diferentes especialistas, orando cada vez que el siguiente me iba a curar. ¿Era la altura de más de dos mil metros sobre el nivel del mar, el calor al que no estaba acostumbrada o la comida? Nunca lo supe. A pesar de todas las medicinas que me prescribieron, que incluían antibióticos, hormonas, vitaminas, dietas a base de proteínas, masajes en la cabeza con amoniaco y otros procedimientos, no mejoré nada. En retrospectiva, me doy cuenta que todo era parte del plan de Dios.

Nuestro sufrimiento a veces nos lleva a los cambios más importantes en nuestras vidas. Si no hubiera sido por mi propia situación tan desesperante, que aparentemente no tenía solución, nunca hubiera descubierto las bendiciones de la medicina natural. Así tuve la oportunidad de conocer el poder de los alimentos que Dios nos da y cómo una purificación interna a base de ayunos o semiayunos es capaz de vencer prácticamente cualquier problema. Empecé a comprender mejor los sufrimientos de los demás. Más adelante aprendí cómo ayudar a los demás, incluso después de que todo lo demás fallara. No puedo decir que yo haya curado a alguien. La verdad es que nadie cura a otra persona. Solo podemos guiar o sugerir. Cada quien cosecha los resultados de la vida que lleva y a veces termina en la pérdida de la salud. En cuanto mejoramos nuestra alimentación y hacemos ciertos cambios, la salud regresa. Sé por experiencia propia que siguiendo los caminos de la Madre Naturaleza a veces suceden milagros y los males desaparecen para siempre.

Según lo que recuerdo, todo empezó con una bendición disimulada. Después de no mejorar absolutamente nada con tratamientos convencionales, un día me caí en la calle en la Ciudad de México y casi perdí el conocimiento. No era porque estuviera exhausta, ni por el esmog en el aire o por estrés emocional. Tenía poco más de veinte años en aquellos tiempos y aguantaba la adversidad. Aparentemente la causa era algo diferente. Lo aceptemos o no, somos nosotros mismos los que en alguna forma creamos nuestros problemas, desde luego sin intención y en la mayoría de los casos sin darnos cuenta de la relación entre la vida que llevamos y sus consecuencias. Mi caso no era la excepción.

Durante años, antes de la crisis, comía comida chatarra en restaurantes económicos y apaciguaba mi apetito con chocolates y otros dulces. Esto me ahorraba dinero y tiempo. Siendo estudiante, tenía muy poco de ambos. Alguna ocasión en que no me sentía bien, tomé lo que creía que me iba a ayudar, o sea antibióticos, aspirina, quinina, vitaminas, hormonas o lo que hubiera en la farmacia sin necesidad de receta. En parte lo hice porque no podía darme el lujo de perder tiempo en el trabajo y en la escuela. Los rellenos de amalgama con el dentista, que hoy en día están prohibidos por su efecto peligroso, los rayos X y la medicina prescrita para otros síntomas que tenía, hicieron su efecto. Mi cara se llenó de granos y los lavados frecuentes en lugar de quitarme el acné contribuían a que fuera cada vez más grave. Con el tiempo me dieron fuertes dolores de cabeza y calambres en el estómago. Había sangrados entre periodos menstruales y tenía cólicos, dolores hepáticos, estreñimiento grave, endometriosis, empacho y abundante caída de cabello.

Al principio visité médicos generales, después especialistas; quienes realmente trataron de ayudarme. Fueron uno tras otro, cada vez con más medicamentos, nuevos especialistas y más gastos. Pasé horas en el hospital esperando mi turno. En lugar de sentir mejoría, aparecieron cada vez más síntomas. Finalmente pasé la mayor parte de mi tiempo libre y los fines de semana en el hospital general, donde el servicio médico era gratis. La caída de cabello era tan avanzada que podía verme el cuero cabelludo. Casi no me atrevía a tocarme la cabeza o peinarme, porque no aguantaba verlo salir en manojos. Hubiera hecho cualquier cosa por resolver el problema. Qué esperanzas iba a tener de poder llevar una vida normal, encontrar un trabajo decente y mucho menos un marido estando calva a los veinte años. Una amiga me bromeaba de que la única solución segura para detener la caída del cabello era el piso.

Sin importar qué hiciera ni cuántos doctores viera, mi condición no mejoraba. Algunos médicos me diagnosticaron hepatitis, otros decían que tenía que ver con las hormonas, el dermatólogo recomendó masajear el cuero cabelludo con amoniaco y un peine especial. Luego me prescribieron algo para los riñones y antibióticos. El ginecólogo aconsejó hormonas e inyecciones de vitamina B. El resultado fueron más erupciones en la piel. Cuanto más me lavaba la cara, peor me ponía. Por un tiempo perdí casi 300 cabellos al día y lo único que podía hacer era llorar.

En mi agonía empecé a leer libros sobre diferentes enfermedades. Desde luego, no me hice experta en medicina, pero alguien tenía que encontrar una cura. ¿Por qué no yo? Parece que nadie tenía idea de qué me pasaba y por qué mi cuerpo no respondía en forma favorable a ninguno de los tratamientos. De hecho, los sangrados y las erupciones de la piel empeoraron. El cabello se me seguía cayendo y los dolores de cabeza y los calambres se hicieron más frecuentes. A veces eran insoportables. Finalmente estaba convencida de que tenía gonorrea. Insistí en que el médico me hiciera un análisis de sangre para comprobarlo. Los análisis resultaron negativos, o sea que no tenía esa enfermedad. Insistí en que se debían haber equivocado, porque yo tenía todos los síntomas y me sentía terriblemente mal. Hasta me enfurecí con el doctor porque se negó a tratarme por gonorrea, la razón principal era que no la tenía. No estaba convencida. Estaba desesperada. Nadie me había dado un diagnóstico real o algo que me ayudara.

La idea de ser incapaz de ganarme la vida me asustaba. Seguía buscando respuestas. ¿Cómo había llegado a tener estos problemas? ¿Cuál fue la causa? No había un nombre en especial para mi "enfermedad" y obviamente ninguna cura. Con el tiempo estaba más y más decepcionada. ¿Qué hace uno cuando llega a ese punto? Le pide ayuda a Dios, y eso fue lo que hice. Si alguien me hubiera dicho que impregnara mi cabeza con aceite de zorrillo o comiera excremento de murciélago, probablemente lo hubiera hecho. Afortunadamente no fue necesario.

En retrospectiva, estoy convencida de que ninguna oración queda sin respuesta. Un día, alguien mencionó a un sanador famoso, un naturista alemán que había llegado a México años atrás. Se había casado con una mujer del estado de Veracruz, quién le enseñó el uso de las hierbas. Él no usaba medicamentos, solamente dietas, tés y tónicos. La gente hablaba de ese hombre con gran reverencia debido a tantas curaciones milagrosas que había hecho. Reportaban que les había curado cuando todo lo demás había fallado. Tan pronto supe de él, quedé convencida de que ese hombre era la respuesta a mis oraciones. Si alguien podía hacer milagros, tenía que ser él. Y así fue, pues ayudó a producir exactamente lo que esperaba: un milagro.

Fui a verlo después de salir del trabajo. Daba sus consultas en un barrio pobre de la Ciudad de México y sus honorarios eran más que razonables. No tenía ningún diploma que lo identificara como doctor en medicina. De hecho, no lo era. Su profesión original tenía algo que ver con la aviación. Nadie lo sabía con seguridad. Alguien mencionó que venía de una familia de vegetarianos. Todo acerca de él era poco común: no tenía teléfono y no estaba en el directorio. No se podía concertar una cita con él. Para verlo, uno tenía que formarse en la calle ciertos días de la semana y esperar hasta que le tocara su turno. A veces había que esperar por horas. Ricos o pobres, importantes o no, no había excepciones. Todos teníamos que esperar. Mi mayor preocupación era la caída de cabello, porque los demás problemas no eran visibles. Me preguntaba qué más debía mencionar para que el hombre pudiera hacer un diagnóstico acertado. En aquellos tiempos yo sabía muy poco de que **todo** en el cuerpo está relacionado y que tiene su origen en el interior. No hay necesidad de especificar problemas individuales. ¡Incluso un problema de belleza es un problema interno! Igualmente, un problema de peso, un problema de la piel, un problema del cabello, un problema de falta de energía y todo lo demás.

Cuando me tocó mi turno para ver a ese hombre tan excepcional, Dr. Juan Sperl o Don Juanito, como cariñosamente le llamaba la gente, me sorprendí de su gentileza y de su sencillez. A pesar de que ya tenía más de ochenta años cuando lo conocí, vestía un traje elegante de color claro. Había un aire juvenil en él. Era alto y esbelto y aún tenía el cabello rubio. Aparentemente le gustaba fumar porque todas las macetas estaban llenas de colillas de cigarros y no había ceniceros por ninguna parte. A pesar de que ya había visto más de setenta personas el día en que lo vi, no mostraba señales de cansancio.

Su "oficina" consistía de una mesa y tres sillas viejas colocadas en un patio sin techo. Una silla era para él, otra para la secretaria, quien tomaba notas, y la tercera para el paciente. Nada de teléfono, ni gabinetes de archivo, ¡ni instrumentos complicados! Parece que nadie en ese lugar sabía lo que era esterilización. Pequeños insectos caminaban alrededor de las macetas, fisuras en las paredes —probablemente de un terremoto anterior— y algunas lagartijas contribuían al ambiente. El piso se veía limpio, aunque no era fácil saber si había sido barrido recientemente o no. De vez en cuando un gato pasaba y maullaba, probablemente buscando ratones o lagartijas para comer. Definitivamente era algo diferente de los consultorios usuales. ¿Pero qué importaba? Todo lo que quería era que no se me cayera el cabello.

Cuando me tocó mi turno, noté que, a diferencia de los especialistas que había visto antes, este doctor no me hizo ni una simple pregunta. Creo que ni siquiera me preguntó mi nombre. Con una sonrisa amable y una lupa en la mano, se acercó y examinó el iris de mis ojos. Como supe más adelante, este tipo de evaluación se llama "iridología". Muestra el estado de todo el cuerpo. Hoy sé que no tenía que preguntarme nada. Él lo podía ver. Los iris de los ojos claramente reflejan la condición de los diferentes órganos, de la sangre, del sistema nervioso, substancias tóxicas, deficiencias y mucho más. Una vez que se eliminan las causas, todos los síntomas desaparecen. No hay necesidad de darle un nombre a la "enfermedad".

El Dr. Sperl solamente dijo "hmmm" y "ajá" después de estudiar mis ojos y luego murmuró algo a la secretaria. Ella tomó nota y me dio un papel con sus recomendaciones para un cambio en mi dieta y unas hierbas. Yo estaba ansiosa por saber más. ¿Qué es lo que había visto en mis ojos? ¿Qué tenía? ¿Cuánto tiempo iba a pasar para que viera resultados?

Lo único que me dijo fue: "regresa en cuatro semanas", y eso era todo. Mi "receta" consistía en sugerencias dietéticas, beber ciertos tés de hierbas, observar días de comer solamente un tipo de fruta y compresas de agua fría alrededor del vientre. Nada de medicamentos, ni inyecciones ¡ni prescripciones! Sin embargo, este primer programa que me dio era tan poderoso que en menos de dos meses cambió mi salud por completo. ¡El ochenta por ciento de mis síntomas desaparecieron en dos meses! Me sentí como una persona nueva.

La cantidad que pagué por mi primera consulta en medicina natural fue de cincuenta pesos o el equivalente a cuatro dólares, que incluso en aquellos tiempos era una cantidad muy moderada. Seguí las instrucciones al pie de la letra. Después de todo, no quería perder más cabello y este doctor alemán era mi última esperanza. La tercera semana en su programa me sentí tan bien que decidí continuar un poco más de las cuatro semanas que me había recomendado, sencillamente porque quería estar segura que mi nuevo sentido de bienestar era real y no solo un producto de mi imaginación.

Seguí el programa durante dos meses antes de regresar, sintiéndome maravillosamente bien. La noche antes de mi cita casi no podía dormir. Estaba muy emocionada. En mi mente preparé un discurso de gratitud. ¡Podía haberle besado la mano a ese hombre! ¡Me había regresado la vida! Y todo por cuatro dólares, más el precio de las hierbas.

Cuando llegó mi turno de verlo, casi no podía decir ni una palabra. Estaba tan emocionada y algo tímida. Los ojos se me llenaron de lágrimas y en lugar del discurso que había preparado la noche anterior, todo lo que podía decir era: "Gracias, ¡doctor!" Con la sencillez y humildad que caracterizaban a ese gran hombre, se sonrió y dijo algo que nunca voy a olvidar: **"No me des las gracias a mí. Es la madre naturaleza la que cura. Solamente hay que darle la mano."**

¡Nadie lo pudo haber expresado mejor! Cambió mi vida para siempre. La naturaleza **nunca** falla, pero tenemos que hacer nuestra parte. Después de mi propio éxito y después de que todo lo que había intentado anteriormente había fallado por completo, estudié lo más que pude sobre sanación natural. Como tenía bastantes problemas en mi propio cuerpo, había suficiente oportunidad para aprender de todo. El Dr. Sperl me dio muchas lecciones prácticas. Hasta la fecha le considero uno de los sanadores más grandes y más importantes de México. Como modestamente lo expresó, no fue él quien hizo la curación. Fue la Madre Naturaleza, pero sabemos que Dios manda a sus siervos.

La dieta milagrosa del Dr. Sperl

Quizás ahora tienes cierta curiosidad por esta dieta que no solamente me ayudó a mi alcanzar, en muy poco tiempo, una salud radiante y duradera, sino también ayudó a otras miles de personas a sentirse bien otra vez. Si estás dispuesto a probarla, quizás haga lo mismo para ti. El Dr. Sperl nunca llamó milagroso a su programa. Era demasiado modesto para hacerlo. Sin embargo, los resultados que la gente obtuvo, y entre ellas había algunas personas "importantes", fueron tan sorprendentes que el gobierno de México le confirió el título de Dr. Honoris Causa. Así el señor Juan Sperl se convirtió en Dr. Juan Sperl, a pesar de que nunca había puesto un pie en una escuela de medicina. Hasta la fecha algunos de los naturistas más prestigiados, sanatorios, y practicantes de la salud, usan parte de su programa con excelentes resultados. La clave del éxito consiste en el efecto alcalinizante de una dieta con una gran parte de fruta y verduras crudas en combinación con ayunos periódicos y una envoltura especial en el vientre que temporalmente baja la temperatura en el área del aparato digestivo.

Cuando visité al Dr. Sperl por primera vez, él tenía ochenta y seis años. Su meta era la de aliviar el sufrimiento de la gente, enseñándole a comer mejor y a eliminar las enfermedades en forma sencilla, sin procedimientos invasivos o costosos. Era un hombre admirable. Algunas veces veía casi a cien personas en un día sin que se le notara cansancio. Provenía de una familia vegetariana de Alemania, y se convirtió en uno de los naturistas más famosos de México. Su esposa era mexicana, del estado de Veracruz. Ella le enseñó el uso de las hierbas medicinales de la región y el Dr. Sperl aprendió a preparar sus propias mezclas de tés y tinturas, una adición valiosa al programa. Hasta la fecha las hierbas medicinales de México se consideran entre las más efectivas del mundo, especialmente de la región de los indios Tarahumara.

El Dr. Sperl interpretó los signos del iris de los ojos, relacionándolos con el estado de salud de cada persona. Su diagnóstico por lo general era acertado. Aunque no hablaba mucho, su "sí" indicaba que así eran las cosas y su "no" que eran de otra manera. Hoy en día naturópatas de todo el mundo aplican la iridología. Entre los clientes o pacientes del Dr. Sperl había doctores en medicina, políticos, algunas artistas famosas y gente común y corriente. Las curaciones eran asombrosas. La esposa de un político, quien ya estaba en la menopausia, logró realizar el sueño de su vida y dio luz a un bebé saludable. Gente con artritis y aflicciones parecidas caminaron otra vez normalmente, como si nunca hubieran tenido nada. Otros mejoraron su vista, aliviaron la diabetes, el cáncer y otros malestares. Era un sanador de verdad con cuotas módicas y accesibles para todos. La gente lo apreciaba como un gran amigo, y por lo general se referían a él como don Juanito.

A pesar de que sus métodos parecían mágicos en aquellos tiempos, hoy hay escuelas donde uno puede estudiar nutrición, iridología y herbolaria, parecidas a lo que él practicaba. Saber leer e interpretar los signos de los ojos puede ser de gran ayuda para evaluar la condición de una persona, porque muestra al mismo tiempo la condición de todo el cuerpo. Se ven los diferentes órganos, la sangre, el sistema nervioso y las acumulaciones toxicas o residuos de medicamentos en cualquier parte del cuerpo. Simplemente observando el iris de los ojos con una lupa o la ayuda de un microscopio, una persona entrenada puede ver lo que sucede en el cuerpo entero. Los órganos y tejidos sin signos indican buena salud. Solo destacan áreas donde hay problemas. Otra ventaja es que el procedimiento no es invasivo en absoluto. Desde luego, para ver detalles se requiere otro tipo de análisis. Por lo general no hace falta porque con el cambio en la alimentación todo va a regresar a la normalidad. Cambiando la alimentación cualquiera puede mejorar su salud sin necesidad de rayos X o de que le extraigan sangre.

Según pude observar, las dietas del Dr. Sperl eran muy similares para todos sus pacientes. Desde luego, cuanto más enferma estuviera una persona, su programa tenía que ser más estricto, dada la urgencia de su recuperación. El objetivo de cualquier programa de salud natural es activar el poder de la autocuración. Aunque es un procedimiento individual, hay muchas cosas que son las mismas para todos. Además, regulariza el peso de cada persona y con el tiempo sus efectos son rejuvenecedores. Cuanto más tiempo uno sigue el programa, mayores son los beneficios.

El Dr. Sperl creía firmemente en el poder de los ayunos. Él mismo gozaba de excelente salud. Sus consultas se llevaban a cabo en un barrio pobre de la Ciudad de México y para llegar de su casa a la "oficina" viajaba en autobús. Si alguna vez has viajado en autobús en la Ciudad de México, vas a entender que esto, por lo menos en aquellos tiempos, puede ser una aventura peligrosa. Durante las principales horas de tráfico, los autobuses están más que llenos. Algunos pasajeros colgaban por las ventanas y puertas. Los más jóvenes, principalmente estudiantes, iban sentados en el techo. Dentro del autobús la gente se empujaba unos contra otros, a causa de la velocidad y los frenados súbitos. Además, estaban rodeados de hábiles ladrones que se ganaban la vida en el transporte público robando bolsillos. A consecuencia de todo esto, el Dr. Sperl cayó del camión en varias ocasiones. Llegó a sufrir graves lesiones en su columna vertebral, de manera que tuvieron que internarlo en el hospital. Cada vez los médicos se sorprendían de su pronta recuperación.

En una ocasión uno de los doctores presentes no pudo contener su curiosidad y le preguntó directamente si tenía algún secreto, porque a pesar de su avanzada edad sus lesiones sanaban con la velocidad de una persona joven. El Dr. Sperl sonrió y contestó que posiblemente se debía a su dieta. Dudo que tuviera alguna dieta en especial, aparte de ser vegetariano. Con tantos pacientes no había tiempo para ello. Además, fumaba como chimenea, de lo que daban testimonio los cientos de colillas en las macetas. Sin embargo, algo había causado su rejuvenecimiento y efectivamente tenía que ver con su dieta: cada año, durante la temporada de los mangos, ayunaba por cuarenta días comiendo exclusivamente mangos. Aparentemente esta dieta purificaba su sangre y lo mantenía joven hasta el día en que murió. El siguió trabajando hasta después de los noventa años.

En retrospectiva puedo decir que nunca me he sentido mejor que cuando seguí su dieta. El mejor de los cumplidos vino involuntariamente de nuestro médico de cabecera en Alemania. Después de examinarme y encontrarme en excelente estado de salud —y me conocía desde muchos años antes— me preguntó qué había hecho. Le conté de la dieta y no me creyó. Dijo que iba en contra de todo lo que había aprendido en la escuela de medicina, que alguien pudiera curarse dejando de comer, o sea, con una dieta vegetariana y comiendo solamente fruta cada cuarto día. Hoy, según las investigaciones para detener el proceso de envejecimiento, se ha comprobado que el ayuno, alternado con días de comida, es la manera más efectiva para perder peso, mantenerse joven y recuperar la salud. Según recuerdo, éstas fueron las recomendaciones del Dr. Sperl que seguí por algunos meses con excelentes resultados:

- Lo principal es seguir una dieta vegetariana. Permitio comer huevos y productos lácteos;
- Por un mínimo de treinta días se come fruta antes del desayuno, de la comida y de la cena, de preferencia la misma todo el tiempo. Puede ser una pera, una manzana, fresas, papaya, ciruelas pasas o piña. Puesto que cada fruta tiene un efecto diferente, el Dr. Sperl seleccionaba cuidadosamente la fruta más apropiada para cada persona;
- Agregaba un té de hierbas medicinales de acuerdo con las necesidades del individuo. Hoy se pueden comprar diferentes mezclas de tés en las tiendas naturistas;
- Lo más importante del programa consiste en una ensalada diaria con berros, apio, perejil, lechuga y cebolla. Otras verduras crudas o hierbas pueden agregarse al gusto. En los restaurantes vegetarianos de México a veces agregan espinacas, jitomates, cilantro, zanahorias, betabel cocido, germinados, almendras, olivas o aguacate. También se pueden incluir frutas como papaya, rebanadas de manzana, pera o nueces;

- Junto con la ensalada se toma un vaso de jugo de zanahoria o jitomate recién hecho. Ambos están llenos de vitaminas, minerales y enzimas. Las personas con problemas dentales pueden licuar los ingredientes;
- Entre comidas, el Dr. Sperl recomendaba beber agua, jugo de toronja natural o agua de tamarindo. A veces podía ser un vaso de agua con una cucharadita de vinagre de manzana y miel de abeja sin pasteurizar.

En aquellos tiempos yo quería subir de peso. Recuerdo que comía tres comidas completas al día y aun así bajé de peso hasta llegar a 86 libras. Estaba tan delgada que hasta yo me preguntaba adónde iba a ir con esta dieta. No estaba pasada de peso cuando empecé el programa, solo muy enferma y llena de toxinas. Mi peso al inicio del programa era alrededor de 110 o 112 libras. Cada mes preguntaba cuándo iba a recuperar mi peso normal. Los huesos debajo del cuello empezaron a hacerse visibles y mis rodillas parecían las de un caballo. Mi novio amenazó con dejarme si continuaba con estas dietas. Continuamente me hacía burlas de lo efectivo que era el programa. Lo único que me motivaba a seguir era que no solo me sentía mejor cada vez, sino que esperaba que la pérdida de peso fuera solamente una cosa temporal. Y así fue.

A pesar de que estaba ansiosa por recuperar el peso perdido y comía con un apetito voraz tres comidas al día, no pude subir los primeros meses. El Dr. Sperl me explicó que el cuerpo se estaba desintoxicando y que no iba a detener la pérdida de peso hasta que la sangre estuviera limpia. Solamente entonces iba a recuperar mi salud y mi peso ideal, independientemente de la cantidad de comida que ingiriera. Otra razón por la que perdí peso tan rápido fue porque malentendí las instrucciones. No hablaba muy bien el español en aquellos tiempos y en lugar de comer la ensalada una vez al día, o sea "antes de la comida" como me habían indicado, entendí que tenía que ser antes del desayuno, antes de la comida del mediodía y antes de la cena. No era mi manjar preferido, pero seguí el plan porque entendí que mi alternativa era seguir enferma. Un solo plato al día de la famosa "ensalada Sperl" hubiera sido suficiente. Las personas que quieran perder peso y mejorar su salud al mismo tiempo, pueden probar el efecto de comer más ensaladas crudas por una temporada.

El Dr. Sperl recomendaba a todos sus pacientes que comieran un tipo de fruta cada cuarto día, alternando con té de manzanilla. La cantidad de fruta no importaba mientras fuera de un solo tipo. Es una forma de ayuno o semiayuno, muy efectiva debido a la cantidad de fibra, vitaminas, minerales y agua natural que contiene. Por la rápida desintoxicación a veces la gente se queja de dolores de cabeza, diarrea, calambres del estómago, gases, mal aliento o lengua blanca. Piensan que, en lugar de curarse, les hace daño no comer carne. Recuerdo que yo tenía estos síntomas temporalmente, pero mi energía regresó. Este tipo de dieta lleva las toxinas a la superficie, que es donde se notan antes de salir. Es algo parecido a una limpieza de la casa.

Es posible ver gusanos, mocos, cosas blancas, verdes o negras en las eliminaciones. Son substancias que nos mantienen enfermos y deben de salir. No es malo lo que sale del cuerpo. Lo que nos perjudica es lo que queda adentro y no sale. Estas substancias tóxicas son la causa de toda clase de enfermedades. Otra manera de acelerar la limpieza interna es con lavados intestinales o colónicos. No hay palabras para describir lo limpio que uno se siente después. Se estima que en promedio una persona tiene aproximadamente cinco a diez libras de materia fecal en el colon, algunos hasta más. La putrefacción interna crea apestosos gases, exceso de acidez y es un terreno ideal para el desarrollo de microorganismos nocivos, así como virus y hongos. En otras palabras, es la causa de cantidad de malestares.

Otro detalle importante del programa del Dr. Sperl es la envoltura del vientre con un pedazo de manta mojada en agua fría. Se puede usar en la noche. La manta activa la eliminación de desechos y calma el sistema nervioso. Ayuda a dormir mejor, corrige el estreñimiento, elimina gases, previene y corrige la retención de agua, normaliza la presión alta y puede aplicarse para bajar la fiebre. A veces las nodrizas la recomiendan después del parto para que la mamá recupere más pronto su cintura de avispa.

En la noche, antes de acostarse se toma un pedazo de manta de algodón (la más gruesa que se pueda encontrar) de aproximadamente media yarda (o 50 cm) de ancho y unas dos yardas (1.80 metros) de largo, dependiendo de la circunferencia del cuerpo. La tela se dobla a lo largo, se moja en agua fría y se exprime. Es recomendable dejarla un poco en el refrigerador antes de usarla para que esté bien fría. Una vez puesta, la manta se calienta rápidamente. Se envuelve la manta, bien apretada, del ombligo para abajo, empezando por el lado derecho, a través del vientre, luego por la espalda regresando a la cadera derecha, y una vez más por el abdomen hasta la cadera izquierda. La manta se cubre con una toalla seca amarrándola bien con una cinta, cinturón o ropa interior para que se mantenga en su lugar y esté lo más apretada posible. Durante el periodo menstrual no se debe usar la manta fría porque puede producir calambres.

A la mañana siguiente se quita todo. La manta se enjuaga bien para eliminar todas las toxinas que absorbió y para volverla a usar en la noche. En las personas que han tomado muchos medicamentos o fuman, la manta amanece manchada o huele mal. Una nota de precaución: aunque la manta ayude a recuperar la salud rápidamente, no se ve sexy. Si tienes que escoger entre una noche apasionada con tu pareja y la manta, solo tu sabrás cuál de los dos es más importante para ti.

Pequeños pasos con resultados seguros

Hay gran cantidad de programas naturales, algunos similares a la dieta del Dr. Sperl. Recuerda, si estás tomando medicamentos, no los debes de dejar de un día para otro porque esto podría ser peligroso. Consulta a tu médico antes de llevar a cabo cualquier cambio. Lo que puedes hacer es reducirlos gradualmente con la ayuda de tu doctor.

Lo ideal es que uno se sienta bien todo el tiempo; tener buena vista, oír bien, tener buena memoria, ser flexible, en el peso ideal, ni gordo o demasiado flaco. Sobre todo, las mujeres deseamos tener un cutis sin manchas o erupciones, el cabello brillante y estar de buen humor la mayor parte del tiempo. En otras palabras, queremos disfrutar la vida sin impedimentos. Queremos que, en caso de alguna revisión médica, la presión sanguínea, el azúcar, el colesterol y cualquier otra prueba, salgan dentro de los rangos normales. Nos gusta tener un sueño reparador en la noche y tener una vida sexual adecuada. Queremos disfrutar de la vida. Haciendo unos cuantos cambios es posible lograr este estado de salud ideal. ¡Cuánta gente ha logrado superar sus dificultades! Nosotros podemos hacer lo mismo. Es sorprendente que algunas de las personas más saludables, más vitales, más amables y hermosas, en el fondo son personas muy sencillas. Empezaron con algún cambio y a menudo eran precisamente sus problemas los que les motivaron a buscar alternativas y seguir rutas diferentes. Tan solo necesitamos saber que es posible.

Básicamente cualquier tipo de regreso a la salud en forma natural, empieza con una purificación interna o con alguna forma de desintoxicación. Luego se pueden agregar los suplementos adecuados. La combinación de una buena dieta con suplementos, ejercicio y una desintoxicación esporádica fortalece el sistema inmunológico. Algunos naturistas creen en el poder de los ayunos parciales o monodietas, consumiendo un tipo de alimento o jugos verdes solamente. Incluso consumir por un día solo arroz integral o caldos de res o de pollo, aumenta las posibilidades de mejorar. La mayoría de los programas recomiendan una dieta más saludable combinada con ejercicio. Es una buena idea apuntar en una libreta las cosas que quieres corregir y luego observar tu progreso. Puedes incluir tu peso, tus metas, las molestias y las reacciones que tengas.

Puesto que tu renovación requiere algo de disciplina, puedes elaborar un plan a seguir. Puedes, por ejemplo, proponerte caminar todos los días quince minutos al aire libre o comer solo fruta en el desayuno por un mes. Si se te facilita no cenar, hazlo. Las opciones son infinitas. Cuando te propones algo y tomas acción, anota una vez a la semana si te da resultado lo que estás haciendo o si prefieres probar algo diferente. Observa tu progreso y apunta cómo vas.

Si tu tiempo y presupuesto te lo permiten, conviene visitar de vez en cuando algún lugar donde te guíen y haya supervisión profesional. Son expertos en la materia. Es allí donde vas a asimilar más porque aprendes y practicas al mismo tiempo. También vas a encontrar a otros con ideas similares a las tuyas y que les gusta compartir sus experiencias. Algunos van para mejorar su salud, otros quieren rejuvenecer. La mayoría de estos lugares ofrecen clases y lecciones como parte del programa. La meta no es comer más saludable temporalmente y luego regresar a los hábitos de antes, se trata de aprender a crear una vida mejor. Una vez que te sientas mejor y veas los cambios en ti y los demás con tus propios ojos, lo más probable es que decidas mantener tus nuevas costumbres lo más que puedas.

Hay una gran diferencia entre los procedimientos médicos y la curación natural. Los primeros eliminan los síntomas mientras la sanación natural elimina las causas. Te proporcionan mayor salud y belleza, no importa si tratas de corregir un problema de salud o sigues el programa de forma preventiva. Cualquier purificación interna lleva las substancias toxicas a la superficie y después ayuda al cuerpo a sanar por sí mismo. Toda sanación se lleva a cabo por el cuerpo mismo, fortaleciendo su sistema inmunológico. Tanto la salud como la belleza empiezan desde adentro.

Muchos de los grandes maestros, como Paul Bragg y el Dr. Sperl, entre otros, recomiendan ayunos o semiayunos como parte de su programa como el remedio más efectivo que hay. Paul Bragg, famoso autor y pionero en el campo de la salud natural, acostumbraba ayunar cuatro veces al año por un mínimo de una semana. Aún estaba activo pasados los noventa años de edad. El Dr. Sperl se mantenía activo con su dieta anual de mangos por cuarenta días. Igualmente se mantuvo en excelente salud hasta el día que murió. Trabajaba y todavía veía pacientes cuando tenía más de noventa años. Antes de que nos ocupemos con más detalle de los ayunos, vamos a empezar con algo más simple porque el viaje de mil millas empieza con el primer paso.

Un buen inicio sería, por ejemplo, escoger alimentos más naturales y orgánicos cuando sea posible. Es recomendable leer libros sobre la salud, pasar tiempo en la naturaleza, con la familia, ir de vacaciones, tener un pasatiempo o simplemente reducir las horas que uno pasa viendo la televisión. Nuestra vida es el regalo más grande que tenemos. ¡Disfrútalo de la mejor manera posible! Para cualquier cambio, lo más importante es empezar. Aquí hay algunas sugerencias:

1. Después de levantarte por la mañana bebe un vaso de agua con el jugo de una lima o un limón. El experto español en salud natural Nicolás Capo dijo que el jugo de limón ayuda a curar más de 170 enfermedades. Bebido con regularidad, alivia una gran cantidad de molestias. Desde luego, el Sr. Capo recomendó más de un limón al día, pero el jugo de solamente un limón en un vaso de agua consumido con constancia hace una gran diferencia;

2. Otra costumbre recomendable es comer por lo menos una vez al día una ensalada cruda de hojas verdes. Una "ensalada" de pasta con queso no cuenta como ensalada. Las verduras contienen fibra, clorofila, minerales, vitaminas y enzimas. El color verde es el más dominante en la naturaleza y también el que más

beneficia al corazón. Tonifica el sistema nervioso y ayuda al movimiento peristáltico. Sabemos que animales grandes como la vaca, el buey, el elefante y la jirafa viven de hierbas y hojas. Van formando un cuerpo hermoso y perfectamente sano. No es verdad que necesitemos grandes cantidades de proteína para ser fuertes. Uno de los hombres más fuertes y más hermosos del mundo es el Dr. Amen-Ra, campeón mundial de levantamiento de pesas y especialista en extensión de la vida. Come solamente una comida vegana al día con menos de 1,500 calorías y un licuado especial con ingredientes secretos.

En caso de tener problemas para masticar, se pueden licuar las verduras en lugar de comer la ensalada, mezclando verduras como espinacas, perejil, col rizada, pepino y apio con alguna fruta para que sepa mejor. La clorofila desodoriza y alcaliniza la sangre y mantiene el aliento fresco. Las verduras de hojas verdes son un suplemento ideal y no deben faltar en tu dieta, a menos que estés tomando medicamentos para adelgazar la sangre y necesites evitar temporalmente, alimentos con vitamina K y hierro, o sea en particular todo lo que contiene clorofila;

3. El ejercicio es igual de importante que la dieta o quizás hasta más. El mejor de todos es caminar. Un mínimo de quince minutos en la mañana o en la tarde te levanta el ánimo. No camines nunca en el calor del sol, porque drena tu energía en lugar de aumentarla. Ninguna dieta reemplaza el ejercicio. El filósofo sueco Sören Kierkegaard decía: "Sobre todo, no pierdas tu deseo de caminar. Cada día que camino siento bienestar y me alejo de cualquier enfermedad. He caminado hacia mis mejores ideas y no conozco ningún pensamiento demasiado pesado que no haya podido alejar caminando".

Caminar lleva el oxígeno a la sangre. Despeja la mente y reduce el estrés. Caminar mejora la digestión y la circulación de la sangre. Da mejor forma al cuerpo y acelera la pérdida de peso. Quizás te ayude a soltar viejos rencores y a perdonar males que te han hecho. Es posible que después de una caminata veas la vida con una luz diferente. Quizás aprecies más las cosas simples de la vida como poder respirar, observar las flores en el jardín de tu vecino, dar o recibir abrazos o recibir alguna atención o palabras amables de alguien. No importa si estás agotado por el estrés, te sientes desanimado, que estés buscando la solución a un problema o quieras salir de alguna situación molesta. No hay nada que no pueda mejorarse de alguna manera con una caminata. Algunos estudios han mostrado que no hay ningún problema de salud que no se beneficie con caminatas regulares. Quince minutos al día es un buen principio.

Recuerdo que, años atrás, había un caballero que pasaba por mi casa varias veces al día. No tengo idea cuantas horas caminaba. El hombre estaba tan gordo que no podía caminar derecho. Más bien se mecía de un lado a otro y su cara tenía un tinte rojo-azulado, como de alguien a punto de sufrir de un ataque al corazón. Su respiración era pesada. Llevaba audífonos. Todos los días caminaba sin mirar hacia la derecha o la izquierda. De vez en cuando sacaba su pañuelo para secarse el sudor de la frente. Me imaginé que su doctor le debe haber dicho que caminara o se iba a morir.

Según pasaba el tiempo, solamente lo vi pasar dos veces al día, una por la mañana y otra en la tarde cuando bajaba el sol. Notaba que había perdido peso y que su cara ya no estaba tan roja como antes. Después ya no lo vi por algunos meses. Una mañana, iba de paseo con mi perrita, vi frente a mí a un caballero alto y esbelto. Llevaba audífonos y caminaba sin mirar hacia la derecha o a la izquierda. Miré una y otra vez. Algo en él me parecía conocido. De repente me acordé: era la forma en que caminaba. A pesar de que ahora era esbelto, aún tenía la costumbre de mecerse de un lado a otro. Fue cuando lo reconocí. Era difícil creer cuánto había cambiado ese hombre, de estar gravemente obeso con la cara roja e hinchada, casi sin poder respirar, a tener una figura esbelta, casi atlética y con un color de cara normal.

Los pájaros vuelan, los animales corren, los peces nadan y la tierra da vueltas en su órbita. Hasta los árboles y las hierbas se mueven con el aire. ¡La vida es movimiento! Caminar un mínimo de quince minutos al día puede hacer una diferencia enorme en tu calidad de vida, llevándote poco a poco hacia una renovación total.

Héroes contemporáneos

Hay muchísimas personas en tiempos actuales que han logrado cambiar su vida. Por lo general no sabemos mucho de ellas. Existen tanto hoy como hace cincuenta o cien años. Los llamo héroes porque luchan contra lo imposible y ganan la batalla.

Una de las trasformaciones más dramáticas que he podido observar es la del señor M., reconocido ophtalmologo que me visitó del estado de Arizona. La primera vez que lo vi tenía un aspecto impresionante. Era alto, gordo, sin cabello y con la cara roja e hinchada. En aquel entonces tenía cuarenta y tres años. El cuero cabelludo mostraba varias cicatrices donde le habían extirpado tumores. Vestido con uniforme de cirujano, la cabeza cubierta con un gorro verde, tal como lo usan cuando hacen alguna cirugía, viajó en autobús para verme. Debido a su condición ya no podía manejar. Su ropa poco usual para un viaje en camión, tenía el propósito de protegerle tanto del sol como también de la curiosidad y las preguntas de otros pasajeros.

Los gastos médicos casi lo habían llevado a la quiebra. No le alcanzaba el dinero para rentar un automóvil o pagar un boleto de avión, puesto que ya no podía trabajar. Llevaba las manos rojas llenas de escamas, cubiertas con guantes blancos. Un paraguas lo protegía del sol. Sus ojos eran extremadamente sensibles. Tenía que llevar lentes oscuros de protección. Tan pronto como se sentó, empezó a llorar, no solo por el dolor tan tremendo de su cara y la comezón en las manos, sino porque todo le dolía. Debe haber sido un dolor tremendo que no solo sentía en su cuerpo sino hasta en el alma. Cinco médicos le habían diagnosticado lupus y algún tipo de cáncer y lo declararon incurable. Su cara estaba hinchada. Dijo que todo le ardía y que se sentía con tanta comezón y resequedad que le costaba trabajo soportarlo. Mientras hablábamos, se seguía rascando y casi me rompía el corazón ver a este hombre tan alto y obeso allí sentado llorando como un bebé. Se le había caído el cabello y me mostró las cicatrices en la cabeza y en un lado de la cara donde le habían extirpado los tumores. Se sentía mareado, estaba tomando medicina para lupus, ansiedad, depresión, vértigo y algunas otras dolencias y malestares. Tenía muy mal aliento y sus manos no paraban de temblar. ¿Cuánto más podría empeorar?

Me contó que tenía que mantener la oficina abierta los sábados y domingos, porque necesitaba dinero y casi ya no venían clientes. Le daba gusto cuando aparecía alguno, pero había personas que entraban y luego escapaban con vagas excusas cuando veían sus manos rojas y su cara hinchada, temiendo que pudiera ser contagioso y no tenían deseos de que se les fuera a pasar a ellos.

Una prueba sencilla a base de energía reveló que tenía parásitos y que su cuerpo estaba invadido de hongos. Empezó con una dieta de desintoxicación. Puesto que ninguno de los medicamentos que estaba tomando eran absolutamente necesarios para mantenerlo vivo, como son los de la presión alta, la diabetes o los relacionados con el corazón, decidió dejarlos todos. En fin, ninguno de ellos le había ayudado. Después de unos días de cambiar su dieta me llamó para decirme que le dio gripe y que se sentía peor que antes. Le dije que estos síntomas podían ser una crisis curativa y dadas las circunstancias, podían considerarse como normales. Su cuerpo estaba tratando de eliminar todo tipo de toxinas, incluyendo los medicamentos. Una vez pasada la crisis iba a empezar a sentirse mejor. Le sugerí que comiera más ajo por ser antibiótico natural y si estaba dispuesto, que intentara hacerse lavados intestinales. Estaba dispuesto. Estaba desesperado y quería hacer lo que fuera necesario para componerse, aunque al principio tenía sus dudas sobre este procedimiento.

Al mes había mejorado bastante. Todavía sentía ardor en las manos. Había perdido dieciséis libras, casi todas debido a que eliminó las substancias tóxicas, y me dijo que su deseo de fumar había disminuido.

Ya no estaba tomando ninguna de las medicinas que le habían recetado. Dijo que se había administrado lavados intestinales casi todos los días. Al principio el agua salía tan horrible que tenía que repetirlos varias veces antes de que saliera limpia. Vio con sus propios ojos cómo salían gusanos vivos. Tal vez fueron precisamente estos asquerosos gusanos que salieron de su cuerpo los que lo convencieron, más que nada, de que iba por buen camino. Cuando vio el agua negra y las inmundicias que salían con los lavados, se dio cuenta de todo lo que traía adentro. Era esto lo que lo mantenía enfermo. Entendió que más medicamentos no eran la solución. Siguió la desintoxicación con dieta, ayunos y lavados intestinales. Pronto estuvo en condición de ir al gimnasio dos horas al día. Ya había probado toda clase de medicamentos y no había visto mejoría. Cada uno de los médicos le había dicho que no se iba a curar. Sin embargo, la solución era sencilla, consistía en una purificación interna.

Los siguientes meses pasó por varias crisis curativas. En un tiempo uno de sus ojos estaba tan hinchado que apenas podía ver. Luego, no podía sentir sus piernas. Sangre y pus salían de sus encías, tenía dolores insoportables en sus oídos. No podía dormir. Le dolía el hígado y seguía vomitando. A veces no tenía nada de energía. La piel de la cara y de las manos todavía seguía oscura, pero nunca perdió la fe. Nunca se desanimó. Cada mes cambiábamos su dieta según las mejorías logradas.

Participó en un taller sobre salud natural para aprender a curarse solo. Se dio cuenta de la causa de su condición: eran toxinas, toxinas y más toxinas. Gradualmente mejoró y empezó a vestir ropa más normal, o sea, ya no salía a la calle vestido de cirujano listo para operar a alguien. Tanto los parásitos como los hongos desaparecieron. Su piel se aclaró. Su vista mejoró. Todas sus dolencias y achaques desaparecieron. Dejó de fumar. A los pocos meses con su nuevo estilo de vida se sentía tan bien que se fue a pasear a Acapulco, a disfrutar el sol y la playa, cosa que antes había sido imposible. Durante un poco más de doce meses perdió la increíble cantidad de 120 libras, probablemente eran puras substancias tóxicas.

Mes tras mes había cambios en su apariencia y la manera como se sentía. Ahora se ve guapo, más alto y esbelto, casi atlético. Tiene más energía y dice que desde que recuerda, nunca se había sentido mejor. Sigue yendo al gimnasio, pero su interés principal ahora está en la práctica del yoga. La piel de las manos se le ve tan suave y tersa que cualquier mujer lo envidiaría. ¡Puedo decir que nunca he visto a un hombre con manos más hermosas! El cabello no le ha vuelto a crecer debido a las cicatrices en la cabeza, pero dice que siente un poco de algodoncito. Ya no necesita lentes y ve perfectamente bien. Se siente completamente restablecido y ahora tiene muchos clientes. Desde hace algún tiempo da clases de yoga y de vez en cuando aparece en algún canal de televisión. Nadie sospecha, ni remotamente, lo enfermo que estuvo y cuánto sufrió en el pasado.

Aprendiendo de su propia experiencia trata de ayudar a otros en forma holística. Una vez a la semana toma un día libre y ya no trabaja los domingos. A veces va a la iglesia y da gracias a Dios por el milagro que experimentó o sencillamente disfruta el día en casa. Gracias a su amable personalidad y a su sentido del humor se ha hecho muy popular. Ha adquirido nuevas amistades con gente que comparte sus ideas. Cuando le preguntan sobre la dieta que le regresó la vida, simplemente sonríe y dice: "La dieta de Dios". El entiende completamente bien que no todo el mundo está dispuesto a seguir sus pasos, a pesar de que para él los sacrificios valieron la pena. Se ha convertido en una luz radiante. Hoy sigue guiando a otros, suavemente, si lo permiten. Me siento muy bendecida de que nuestros caminos se hayan cruzado.

Luego está allí el hombre a quien llaman "El milagro andante". También se curó en forma natural después de que los médicos lo habían desahuciado. Él también tiene una historia extraordinaria que contar. Este hombre no solo había sido desahuciado por los médicos, sino que estaba a punto de desahuciarse a sí mismo. De hecho, antes de que viniera a verme, había ido a ver a un sacerdote para que le impartiera los santos óleos y le diera la bendición final. Durante siete años había sido incapaz de salir de casa, dependía de su esposa para sus comidas, su cuidado y transportación.

Le habían diagnosticado esclerodermia, una enfermedad mortal, donde la piel se endurece a tal grado y después se estira tanto, que la persona afectada es incapaz de abrir la boca y los ojos, y muere de forma dolorosa. Cuando lo vi, la cara y las manos las tenía terriblemente hinchadas, con un color rojo vivo. Nadie podía tocarlo. Inmediatamente le brotaba sangre y pus de su piel. Cuando su esposa lo trajo a mi oficina, le tomo más de diez minutos para bajarse del automóvil y caminar hacia el edificio que solo estaba a unos cuantos metros. Todo le dolía.

En aquellos tiempos el Sr. O. tenía cerca de setenta años. Tenía tanto dolor en la nuca que no podía voltear la cabeza o mirar sobre los hombros. Intentaba hacer bromas, como que "ahora estaba completamente *krasno*", que en ruso significa rojo, y también bello, pero no podía reírse porque la piel alrededor de la boca y los ojos estaba demasiado tensa. Dijo que por las noches no podía dormir a causa del dolor en la nuca y en todo el cuerpo. Nada era fácil para él. Años atras habia sido un atleta que participó en varias competencias. La gente lo admiraba porque era un genio. Era un genio en música, en matemáticas y en idiomas. Hablaba por lo menos cinco de ellos perfectamente bien, entre ellos el Mandarín y el ruso. Era lastimoso verlo ahora, tan frágil y sin poder valerse por sí mismo. Estaba atrapado en un cuerpo prácticamente inútil y, aun así, todavía trataba de contar chistes y ser valiente. Este hombre, antes tan independiente, tan inteligente y admirable en muchos aspectos, ahora tenía que ser atendido por su esposa para darle de comer y para bañarlo.

Cuando venía a verme, usaba cortisona y una cantidad enorme de medicamentos que los médicos le habían recetado. Aparentemente no le estaban ayudando y a lo mejor hasta empeoraban su condición. También sufría de hongos, que no le habían detectado y que estaban destruyendo su cuerpo. El Sr. O. empezó con una dieta restringida. No tengo idea qué tan bien la seguía, porque su esposa estaba demasiado ocupada para cocinar. Él no podía hacer nada por sí mismo, con la excepción de tomarse los suplementos religiosamente. Al mes casi no vimos mejoría. Cambiamos la dieta y una vez más, al siguiente mes, no hubo la mejoría que esperábamos. El suplemento en sí, no era suficiente para lograr resultados, y no le era posible conseguir la fruta y las verduras que necesitaba para seguir la dieta.

Le mencioné la orinoterapia y le pregunté si la quería probar. Me miró como si fuera de otro planeta. Después de unos momentos de silencio dijo: "Bueno, ¿por qué no?" Lo último que quería hacer era ofenderme o discutir, porque yo era su última esperanza. Yo casi adivinaba sus pensamientos. No estaba nada convencido. Y como no podía hacer nada y solo estaba sentado en casa, le sugerí que leyera algunos libros acerca del tema. Le presté el maravilloso libro de Martha Christy: *Your Own Perfect Medicine* (Tu propia medicina perfecta), y más adelante el clásico de Armstrong sobre orinoterapia titulado: *The Water of Life* (El agua de la vida). Después de esto se convenció y empezó con unas pocas gotas a la vez, aumentando lentamente la cantidad diaria.

La orinoterapia es el tratamiento menos costoso. El Sr. O no tenía mucho que perder, con excepción de su orgullo. Después de dos semanas, le dio una crisis horrible. Era como una gripe con alta fiebre que le duró varios días. Su esposa le dijo que parara las tonterías a menos que se quisiera morir. Pero ahora ya no quería dejar su tratamiento. Había leído esos dos libros acerca de la recuperación milagrosa de otros, había leído algo sobre las crisis, y finalmente, de la recuperación de malestares casi tan malos como los suyos. Continuó, esperando cambios para bien. Entendió que su cuerpo estaba reaccionando a las diferentes medicinas y substancias tóxicas que había ingerido a través de los años, incluyendo la cortisona y que ahora su cuerpo estaba tratando de liberarse de ellas con fiebre y diarrea. Lo vio como el precio que tenía que pagar por su salud y no se rindió. Seguía tomando su propia orina y seguía parte de la dieta. Una vez que la fiebre cedió, se siento muchísimo mejor. Había menos dolor y por primera vez en meses, quizás en años, logró dormir toda la noche.

De allí en adelante su progreso fue rápido. En pocas semanas pudo caminar otra vez por sí mismo. El color de la piel regresó del rojo vivo a normal. Cuatro meses después de su primera visita conmigo, fuimos a un restaurante hindú para celebrar su recuperación. Mencionó que ninguno de sus amigos podía creer que aún estuviera vivo. Cuando recogió a su esposa del trabajo, uno de sus compañeros lo llamó "el milagro andante". Sí, Dios le había hecho un milagro usando una combinación de dieta y orinoterapia. Alguien de su familia después me dijo que no solo estaba completamente sano, sino que el color de su cabello gradualmente había vuelto a oscurecer y que se veía mejor que su sobrino de cuarenta y cinco años.

Otra persona valiente que conocí entre los casos extraordinarios de autocuración que recuerdo es una mujer joven y bella, la señora L. Se ve tan radiante y llena de energía que la gente no le cree cuando cuenta que hubo un tiempo en que ella no podía caminar por sí misma. Le habían diagnosticado esclerosis múltiple. Esta persona tan llena de energía y de vida solo tenía veinticinco años cuando le diagnosticaron la enfermedad. Estaba hinchada, con sobrepeso y usaba una andadera para apoyarse. La tristeza de los ojos y el acné de la cara y el cuello dificultaban apreciar su belleza. Había visto a casi todos los especialistas posibles para remediar sus malestares. Entre ellos estaba un neurólogo, dos gastroenterólogos, un internista, un urólogo, un ginecólogo y un dermatólogo.

Entre las visitas con los diferentes médicos se pasaba el tiempo en el hospital en la sección de urgencias. Casi llevó a su familia a la bancarrota. Ella también estaba dispuesta a probar cualquier cosa para dejar el sufrimiento. Cuando la conocí, ya había regalado su querido perro porque en su grupo de apoyo le habían dicho que pronto ya no iba a estar en condiciones para cuidarlo. También le aconsejaron dejar a su esposo porque dentro de poco él iba a tener que cargarla y cambiarle los pañales cuando la terrible enfermedad progresara y que dejarlo era lo mejor para los dos. Además, que ya no iba a poder controlar sus esfínteres.

Le aconsejaron instalar rieles en cada cuarto de su casa y ampliar los marcos de las puertas para una silla de ruedas. A pesar de que a esta dama tan linda la habían saturado de esteroides, antibióticos, antidepresivos y todo tipo de medicamentos, no había una señal de alivio. No sé si me creyó o no cuando le dije que la causa de la mayoría de sus males probablemente se debía a la presencia de hongos.

Cambió su dieta, empezó a tomar suplementos herbales, y después de algún tiempo empezó a caminar sin el andador, por breves momentos al principio. Para la sorpresa de su familia y su grupo de apoyo dejó todas las visitas con los doctores, ya no tomó los medicamentos, algo que le habían dicho que era imposible. Decidió tomar clases de yoga y cada mes se veía mejor. Perdió peso, su cutis mejoró y su cabello empezó a brillar otra vez. Sus ojos mostraban algo de luminosidad y ya no había señales de depresión.

Como había estado constipada desde su infancia, reconoció que uno de sus problemas principales tenía que ver con la digestión. Empezó a hacerse lavados intestinales y probó un colónico en combinación con la dieta. Por alguna razón les tenía pánico, creyendo que le iban a robar su flora intestinal para siempre. Mi opinión era que en lugar de tener miedo a lo que saliera de su cuerpo debería de tener miedo a lo que quedara adentro. Finalmente accedió a hacerse lavados en casa con la ayuda de una enfermera. Me contó que tenía que bajar el agua del escusado cinco veces por lo horrible que salía. Aun viéndolo con sus propios ojos se resistía a repetir el procedimiento.

Estuvo de acuerdo en mejorar su dieta y caminar diariamente al aire libre. También tuvo sus crisis curativas. Hoy la chulean de lo bien que se ve. Tuvo otro bebé, un hermoso niño, y no se habla más de dejar al esposo o instalar dispositivos para gente con impedimentos físicos en su casa. Es más, durante todo ese tiempo su esposo fue quien más la apoyaba en todo. Ahora camina casi una hora diaria tres veces por semana y ha viajado sin ayuda a lugares tan lejanos como Nueva York y California. Conserva la costumbre de mencionar que tiene una enfermedad terrible, pero nadie le cree. Tiene el ánimo para trabajar nuevamente en cuanto la niña crezca y para buscar una casa más grande con jardín para que los niños puedan jugar.

Cuando optaron por el camino de la autocuración, cada una de estas personas cambió su vida. Aparte de estar vivas, tienen un gran agradecimiento hacia Dios, tratan de aprovechar y de disfrutar la vida lo mejor posible. Todos siguieron el mismo patrón: cambio de dieta, purificación interna, algún tipo de ejercicio como caminar al aire libre y, sobre todo, tener la mente abierta, listos para probar opciones más naturales en lugar de usar tratamientos convencionales. No aceptaron la idea de que para ellos no había curación.

Paz después de la tormenta

Tanto la salud como la abundancia y la felicidad tienen su precio. Queremos vernos bien, sentirnos bien y tener buena energía. Incluso si hubiéramos nacido con ciertos privilegios físicos, tarde o temprano tenemos que poner de nuestra parte para mantenerlos. Las mujeres usan maquillaje, cremas, píldoras, ungüentos y se hacen cirugía plástica para verse más atractivas. Los hombres también se preocupan por su apariencia. Lo que más les interesa es conservar el cabello y su virilidad. Tanto los hombres como las mujeres pueden beneficiarse con cambios en su alimentación, porque todo tiene que ver con nuestro estado de salud interna.

Llevar a cabo limpiezas internas y practicar algún tipo de ejercicio nos ayudan a alcanzar nuestras metas más rápido. Los cosméticos nos ayudan a vernos mejor porque su propósito es acentuar nuestra belleza. La mayoría de los problemas se deben a toxinas acumuladas en el interior. Una vez que nos liberamos de ellas, la belleza natural regresa. Sin embargo, antes de sentirnos mejor, es probable que pasemos por una crisis. Nos podemos sentir bastante mal, a menos que vayamos con calma ya que las mejorías también vienen gradualmente.

Cuando inicié mi odisea hacia la salud, me imaginé que, abandonando los medicamentos y los doctores, encontraba una alternativa efectiva y no invasiva. Pensé que pronto me iba a sentir mejor. No me imaginé ni remotamente lo mal que uno se puede sentir antes de mejorar. Cuando encontré al Dr. Sperl me inscribí al mismo tiempo en clases de yoga. El letrero de bienvenida en la mesa de recepción prometía salud, sabiduría y autorrealización. No me importaban mucho los últimos dos. Lo que quería era recuperar mi salud. Asistía a las clases de yoga con toda regularidad tres veces por semana y tuve la gran suerte de estudiar bajo la guía de un maestro de la India. Después de iniciarme como su discípula, empecé a practicar la meditación. Una vez al mes todos los discípulos nos juntamos en grupo con el Maestro. Él recomendó que lleváramos un diario y ofreció su ayuda en caso de que tuviéramos dudas.

Después de unas semanas de practicar los ejercicios de yoga y seguir al mismo tiempo la dieta del Dr. Sperl, tuve un resfriado como nunca lo había tenido en toda mi vida. Era terrible y duró casi seis semanas. En lugar de mejorar, parecía que las cosas empeoraban. Decir que estaba decepcionada con los resultados de mi nuevo camino era poco. Estaba enojada. Escribí de ello en mi diario y rehusé mostrárselo al maestro o siquiera mencionarlo. No solo estaba enferma. Más que nada me sentía decepcionada y triste. Tenía fiebre casi todos los días y todo me dolía: la cabeza, los dientes, la columna vertebral, el estómago, quizás hasta el cabello. Junto con esto tenía expectoraciones de flema y tosía tanto que la cara me quedaba roja y casi no podía respirar. A pesar de las sugerencias bien intencionadas de las amistades no tomé ningún medicamento. Una vez terminado el experimento, para mi sorpresa me sentí excelente. Prácticamente nunca he sufrido de otro resfriado, o por lo menos no tan malo como éste.

La dieta vegetariana, que es altamente recomendada para todos los estudiantes de yoga, tuvo sus efectos y al principio no eran los que yo esperaba. La cantidad de ensaladas y frutas me generaron gases dolorosos y hasta vomité algunas veces. A veces pensé que las reacciones me iban a matar, pero continué con el programa. Para empeorar las cosas, había oído de una famosa cura de agua destilada. Sin mayores precauciones la empecé porque prometía resultados cuando lo demás fallaba.

La cura consistía en beber seis veces al día dos vasos de agua destilada antes y después de los alimentos. Al tercer o cuarto día me dio una diarrea que no paraba. No podía contener nada de lo que comía. Pasó casi un mes antes de que yo decidiera ir a ver a mi doctor naturista y preguntar qué era lo que podía hacer al respecto. El Dr. Sperl movió la cabeza y comentó que debía de haber estado realmente en muy malas condiciones. Casi parecía que me iba a felicitar por mi éxito. Luego sugirió que comiera solamente manzanas ralladas y bebiera té de manzanilla para normalizar mi digestión. ¡Santo remedio! Se quitó la diarrea y me sentí bien otra vez.

Involuntariamente había experimentado un poderosísimo proceso de limpieza interna. No fue hasta mucho más tarde que entendí lo que había pasado. Efectivamente era algo bueno, quizás una de las mejores cosas que me pudieron haber pasado. Era como haber agitado todo lo malo dentro de mí y ayudarle a que saliera. En aquel tiempo aún no estaba preparada para reacciones tan drásticas. No entendía lo que estaba sucediendo, y en mi esfuerzo por mejorar pronto, hice demasiadas cosas a la vez. Hoy sé que tenemos la opción de ir con calma y así poder evitar reacciones extremas. En aquellos tiempos me sentía desesperada y quería resultados rápidos.

Después de haber visto a tantos médicos y probado tantas cosas sin sentirme mejor, quería una mejoría inmediata, de preferencia ayer. Si hubiera sabido de antemano lo que me esperaba, quizás nunca hubiera empezado mi aventura en el campo de la salud natural, pero en retrospectiva estoy agradecida de que las cosas hayan sucedido tal como sucedieron. La fiebre, la diarrea, la tos, las erupciones de la piel, el dolor, todo esto fue un esfuerzo de mi cuerpo para liberarse de materias tóxicas. Lo que pasó fue que no tenía la menor idea de lo intoxicada que estaba.

Todos tenemos toxinas en nuestro cuerpo, especialmente en el colon. En promedio son cerca de cinco libras. Incluso personas que ayunan por cuarenta días con agua solamente, se sorprenden de cuanta cosa horrible sale de su cuerpo por medio de lavados intestinales aun después de veinte, treinta o más días. Después de su purificación interna casi todos mencionan un bienestar que no habían conocido antes.

Las enfermedades, el envejecimiento prematuro e incluso la muerte, pueden ser causados por materias tóxicas acumuladas dentro de nuestro cuerpo. Estos problemas internos causan una variedad de síntomas que llegan a hacerse visibles en la superficie. Pueden ser exceso de peso, cabello opaco, manchas en la piel, protuberancias, dientes con caries o uñas quebradizas. Pueden manifestarse a través de dolencias y achaques, problemas sexuales, infertilidad, insomnio, dificultades para respirar o alta presión. La purificación interna es una manera efectiva y económica para controlar estos síntomas y recuperar la salud. En la mayoría de los casos, prácticas sencillas, como tomar un vaso de agua con jugo de limón en la mañana, comer ensaladas y caminar diariamente al aire libre, son suficientes para evitar que más adelante tengamos que enfrentarnos a problemas mayores.

Cuando las toxinas salen, podemos padecer de gripe, diarrea, vómitos, hinchazones o fiebre y pueden aparecer erupciones en la piel con pus, El cuerpo tratará de eliminar todo lo que no le sirve. El proceso puede ser desagradable pero los resultados valen la pena. Por lo general sigue un bienestar duradero. Algunas personas tienen dolores de cabeza o náusea. Otras veces las toxinas y fluidos se mueven hacia las extremidades. Uno no entiende por qué las manos o los tobillos se hinchan. ¡Son toxinas! En lugar de afectar al corazón, los pulmones u otros órganos vitales, se están moviendo hacia las extremidades y es allí donde las vemos y empezamos a preocuparnos. El cuerpo siempre sabe lo que tiene que hacer. ¡Hay que reconocer su infinita sabiduría!

La limpieza interna es como una limpieza de la casa. Por lo general no nos damos cuenta de toda la mugre, polvo, telarañas y otras cosas que se han ido acumulando con el tiempo hasta que hagamos una limpieza profunda. Después de lavar las cortinas, limpiar los tapetes, quitar cosas debajo del lavabo, de los gabinetes de la cocina y del baño uno siente que la energía está cambiando, como si hubiera más luz. Lo mismo sucede con nuestro cuerpo. Después de una limpieza interna nos sentimos con más ánimo, con más energía y a veces rejuvenecidos. Parece que el sol brilla más y hasta los vecinos son más amables.

Cuanto más enferma está una persona, más reacciones tendrá. Alguien que está en buenas condiciones, casi no tiene malestares. Recordando mi propia experiencia, sugiero a otros que vayan despacio. Es importante entender primero lo que está pasando.

Cada vez que inicies un proceso de autopurificación por medio de dieta, ayunos o lavados intestinales es probable que veas cosas extrañas en el inodoro. Con ellas se va tu enfermedad. Salen babas, mocos, hongos y otras substancias que no deberían estar en nuestro cuerpo. Algunas personas ven parásitos. Olores raros y colores poco comunes pueden indicar la presencia de metales pesados. Después tu piel va a estar más limpia, tus ojos brillarán, la energía aumentará y tu mente será más aguda. Es posible que tus amistades pregunten si has perdido peso, si te estás peinando de otra manera o si tuviste una experiencia positiva. Tienes un aspecto más radiante y ellos no pueden precisar en qué consiste tu cambio. Sencillamente te ves mejor, a veces en cuestión de semanas. Después de una limpieza interna ocurren cambios sutiles. En retrospectiva uno llega a entender que las crisis curativas en general son una bendición, aunque disfrazada.

Los yoguis tienen muchísimos conocimientos sobre el tema de la salud. Sus libros sagrados tienen su origen desde hace más de cinco mil años e incluyen consejos sobre alimentación y diversas prácticas que se han llevado a cabo por miles de años. Algunos de los maestros tienen más de cien años de edad y nunca se ven mayores de treinta o cuarenta años. Ellos consideran su cuerpo como el templo de Dios y lo cuidan. No es vanidad. Ellos quieren tener una vida larga con el propósito de servir a la humanidad. Algunos comparten sus secretos con los discípulos y depende del estudiante seguir los consejos o no. Uno de los métodos que aprendí con mi maestro fue la semana de disciplina. La práctica se lleva a cabo del 25 al 31 de diciembre, o sea entre Navidad y Año Nuevo. Es una manera muy efectiva para empezar el mes de enero con excelente salud.

Swami recomendaba la semana de disciplina para todos los discípulos con la idea de ayudarles física y espiritualmente. Durante estos siete días se aconseja comer solamente una comida al día, de preferencia vegetariana. En caso de hambre se puede comer fruta. También sugería practicar posturas de yoga. En su lugar uno puede caminar una hora diaria al aire libre. Para el progreso espiritual el maestro invitaba a los discípulos a leer las Sagradas Escrituras y dedicar otra hora a la meditación.

Cada vez que yo practicaba estas disciplinas, iniciaba el Año Nuevo con más energía y claridad mental. Aun así, conociendo los beneficios, he reducido la práctica de meditar y leer las escrituras a media hora en lugar de una hora completa. Cuando uno sigue trabajando es difícil dedicar varias horas a prácticas espirituales. Sin embargo, he hecho lo posible para no comer más de una comida al día y caminar todos los días al aire libre durante ese tiempo. Aun así, me he sentido cada vez mejor.

Estas prácticas ayudan a todas las personas que desean sentirse mejor. En una ocasión compartí mi "sabiduría yogui" con un joven franciscano que estudiaba para ser sacerdote. El seminarista, siempre lleno de alegría, estaba cerca de su ordenación. Yo creí que le había mencionado una práctica que le iba a servir mucho en su futuro camino espiritual, pero para mi sorpresa sólo comentó: "Oh, es algo que hacemos todo el tiempo". En otras palabras, comer en moderación, practicar algún ejercicio, orar, meditar y leer las Sagradas Escrituras, nos pueden ayudar a mantener el equilibrio. ¡Qué manera tan hermosa de vivir!

El poder de la vibración

Nuestro cuerpo nos habla de muchas maneras, principalmente si sentimos bienestar o dolor. Aunque hagamos todo lo posible por estar bien, a veces nos apartamos del camino y no queda otra alternativa que sufrir las consecuencias. Aun así, es asombroso lo rápido que el cuerpo reacciona, a veces en pocos días.

Morgan Spurlock, productor del documental *Supersize me* (¡Auméntame de tamaño!) quiso averiguar las cosas por sí mismo. Acostumbraba una dieta saludable, pero tenía la curiosidad de saber qué pasaría si no la mantuviera. Supervisado por tres médicos, se sometió a un experimento. Al principio tenía una salud excelente. Morgan decidió comer durante treinta días exclusivamente en McDonald's. Al comenzar el experimento pesaba 185 libras midiendo 6 pies y dos pulgadas (1.85 m). Tenía buen ánimo y energía. Su presión arterial era ideal a 120/80, lo mismo que su colesterol a menos de 200.

El segundo día con la nueva dieta sintió nausea y empezó a vomitar. Empezó a sudar más de lo normal y de vez en cuando tenía calambres en los brazos. A los cinco días estaba demasiado débil para hacer ejercicio. Ya había aumentado de peso y aun así continuó. Alrededor del día veinte sus signos vitales se habían deteriorado a tal grado que los tres médicos que lo estaban supervisando le aconsejaron que abandonara el experimento. Los latidos del corazón eran irregulares y su hígado estaba graso. Se sentía débil y respiraba con dificultad. A pesar de todo decidió continuar.

Al terminar los treinta días había aumentado veinticinco libras.

Su presión arterial llegó a 140/90 y su colesterol estaba en 225, ¡un aumento de cincuenta y seis puntos! Se sintió deprimido y comentó que su vida sexual prácticamente había dejado de existir. Después de terminar el experimento Morgan regresó a su estilo de vida saludable y afortunadamente todos los síntomas fueron reversibles. En menos de dos meses la presión arterial, su peso y la sangre regresaron a sus valores ideales, tal como los tenía antes.

Durante los últimos años se ha descubierto que nuestra salud no depende únicamente de los compuestos químicos en la alimentación, sino que nuestro bienestar tiene mucho que ver con su energía electromagnética, un nivel de vibraciones que sube o baja continuamente. Cuanto más alta sea la frecuencia, mejor nos sentimos. Nuestras vibraciones son influidas continuamente por los alimentos que comemos, lo que respiramos y nuestros pensamientos y emociones.

El universo es energía, todo, sin excepción. Si deseamos crear un máximo de bienestar, es necesario entender estos descubrimientos y aplicarlos a nuestro favor. Un electricista francés de nombre André Simoneton llegó a medir las frecuencias con un instrumento llamado vitalímetro, que él inventó. Este aparato mide la energía del cuerpo humano igual que la de los alimentos. El señor Simoneton descubrió que ambos tienen su propia frecuencia y logró establecer una relación entre los dos. En 1971 publicó los resultados de su investigación en un libro titulado *Radiations des Aliments, Ondes Humaine et Santé* (Vibraciones de los alimentos, ondas humanas y salud). Llegó a la conclusión de que en una persona viva las frecuencias oscilan entre 6,200 y 7,100 ángstrom. Sin embargo, estar vivo no es lo mismo que estar sano. Cuando nuestra energía baja a menos de 6,500 Å, surgen las enfermedades.

Las conclusiones de André Simoneton son extremadamente importantes. Indican que nuestro estado de salud sube y baja de acuerdo con sus frecuencias y que el número de vibraciones es influenciado por lo que entra en nuestro cuerpo. Si mantenemos una frecuencia alta o por lo menos por encima de 6,500 Å, lo más probable es que gocemos de excelente salud, las enfermedades aparecen solamente cuando las vibraciones bajan.

En el mundo occidental nos enfocamos en los síntomas. No

tenemos idea dónde o cómo se originan las enfermedades. Por ejemplo, si sufrimos un problema de la vista, visitamos un oftalmólogo que va a prescribir lentes o algunas gotas. O sea, el síntoma se trata en forma local. Lo mismo con otros malestares. Visitamos diferentes especialistas, según el área del cuerpo afectada y cada vez tratamos de corregir el problema en el lugar donde aparece. Una manera diferente de ver las cosas es entender que el mismo cuerpo produce los síntomas y éstos varían de acuerdo con la frecuencia de las vibraciones. De la misma manera, la salud regresa cuando logramos elevar estas frecuencias. La cuestión es por qué no todos sufren de la misma enfermedad cuando baja la energía. La respuesta es que el órgano más débil siempre empieza a fallar primero. Varía de persona a persona. Después afecta otras áreas puesto que todos los órganos y sistemas en el cuerpo están relacionados. Se puede decir que solo existe la salud o la falta de ella. La diferencia está en la cantidad de síntomas causados por la frecuencia vibracional, que varía constantemente.

Podemos hablar de los dientes, para dar otro ejemplo. La falta de salud bucal es una falta de salud en general. Llenar cavidades y poner coronas sobre los dientes afectados no detiene el problema. Por otra parte, al mejorar la alimentación puede haber cambios. El problema se detiene y en algunos casos hasta se revierte. Lo mismo pasa con otros malestares. Los lentes no tonifican el nervio óptico. Las inyecciones de insulina bajan la cantidad de azúcar en la sangre, pero solo mientras dura su efecto. Ambos controlan el problema, pero no contribuyen a la sanación. ¡Al contrario! El cuerpo sólo se cura cuando aceleramos las vibraciones, lo que ocurre en parte a través de la selección de nuestros alimentos.

Según las investigaciones del señor Simoneton, los síntomas individuales o el nombre de la "enfermedad" no tienen importancia. Cuando nuestra energía está baja, cualquier síntoma puede aparecer y cuando logramos elevar el número de vibraciones la salud regresa. Los síntomas aparecen en el órgano más débil primero, que puede ser diferente en cada persona. Por ejemplo, si alguien come alimentos de frecuencia baja o sea comida descompuesta, enlatada, demasiado procesada o comida chatarra, diferentes personas van a ser afectadas de diferente manera. Uno reacciona con vómitos, a otro le duele algo, otro se siente cansado o le sube el azúcar, etc. Cualquier tipo de intoxicación, sea por alimentos o por medicamentos, solo puede ocurrir si el número de vibraciones es bajo. Al bajar la frecuencia aparecen diferentes síntomas. Cuando la energía sube, regresa la salud de la misma manera y los síntomas vuelven a desaparecer.

Al mantener la frecuencia de nuestras vibraciones por encima de 6,500 Å, las bacterias, los gérmenes y los virus no tienen poder sobre nosotros porque su frecuencia es más baja. Ellos no encuentran el terreno apropiado para multiplicarse, porque nuestras defensas siguen fuertes.

Otro ejemplo es la gripe. Es contagiosa. Sin embargo, no a todo el mundo le da. Sólo cuando nuestras defensas están bajas, o sea, cuando nuestras vibraciones se encuentran en un nivel bajo, es posible contagiarnos. Con la energía alta uno no se va a enfermar de nada. Las inyecciones y los medicamentos combaten los síntomas, pero no elevan la energía. Al contrario, mantienen las vibraciones bajas y, regresa el mismo problema más adelante o aparecen otros más.

André Simoneton divide los alimentos en relación con la salud humana en cuatro grupos:

1. **Alimentos superiores,** que tienen un alto valor nutritivo y su número de vibraciones varía entre 6,500 y 10,000 ángstrom. Incluyen frutas, sus jugos, cereales orgánicos o sus derivados, nueces, semillas, aceites sin refinar, todas las verduras crudas y algunas cocidas al vapor. Entre los productos animales aquí encontramos el jamón cocido, pescado crudo y fresco, mariscos, mantequilla recién hecha, crema fresca, queso sin fermentar y huevos del mismo día. Son alimentos que nos mantienen en excelente salud.

2. **Alimentos de calidad mediana** (3,000 – 6,500 Å). Mantienen el estado de salud actual. Aquí encontramos leche bronca, mantequilla regular, huevos, miel de abeja, azúcar morena, vino de mesa, verduras cocidas y pescado al vapor. Los alimentos en este grupo no tienen poder suficiente para elevar nuestro grado de bienestar, pero tampoco nos perjudican.

3. **Alimentos inferiores** son aquellos que nos enferman y aceleran el envejecimiento prematuro. Son los que nos generan fatiga y producen enfermedades crónicas. Su frecuencia es menos de 3,000 Å. Hay que evitarlos lo más posible. Aquí encontramos carne cocida, vísceras, salchichas, huevos de dos semanas o más, leche pasteurizada, café, té negro, chocolate, mermelada, queso fermentado y pan blanco.

Es interesante observar que la dieta común en el mundo occidental consiste principalmente de alimentos en esta categoría. Son alimentos que llevan a las enfermedades. Peor aun cuando agregamos alimentos de la cuarta categoría.

4. **Alimentos sin vibración**. No tienen ninguna vibración medible y en general perjudican nuestra salud. Se pueden considerar como "muertos". Entre ellos encontramos cosas enlatadas, margarina, alcohol, licor, azúcar refinada, comida para bebés y pastelería.

Lo que consumimos afecta nuestras células, forma la sangre y luego determina la calidad de los tejidos y órganos. Todo lo que entra en nuestro cuerpo afecta nuestro estado físico de una manera u otra, aumentando nuestro bienestar o causando la falta de salud. El tema de la nutrición va mucho más allá de calorías, vitaminas, minerales, grasas y proteínas. Depende principalmente de la energía electromagnética. Los alimentos muertos, procesados, con vibración baja y falta de minerales no pueden crear un cuerpo sano. Por otra parte, cuando mejoramos nuestra dieta, los cambios por lo general empiezan a manifestarse en pocos días. Tenemos más energía y una apariencia rejuvenecida. Regresamos al peso que nos corresponde. Se limpia la piel, mejora la vista y experimentamos un sueño más profundo y reparador durante la noche. También mejora la digestión y hasta sentimos más entusiasmo por la vida. La mayoría de los hombres se preocupan por su vida sexual. Es parte de la salud en general. Elevando el número de vibraciones en nuestro cuerpo por medio de un cambio en la alimentación va a mejorar la vida sexual y en las mujeres va a aumentar la fertilidad.

Es asombrosa la influencia que tiene la dieta sobre la salud. A través de los años he podido observar cambios notables una y otra vez. Todo lo que ingerimos nos influye de alguna manera. Los alimentos del grupo de altas vibraciones producen un estado de salud física, mental y emocional superior. Quizás no es coincidencia que los alimentos de las primeras dos categorías con vibración alta son las que también aportan un mayor grado de alcalinidad.

André Simoneton no comenta sobre los ayunos o el uso de medicamentos. Yo pondría el ayuno más arriba que todo lo demás, porque cuando dejamos de comer, o sea, viviendo solo de aire, luz y agua, es cuando la energía del cuerpo empieza a vibrar a sus niveles más elevados. Por esto es la manera más rápida de regresar a la salud. Perros y gatos lo saben instintivamente y tan pronto como se sienten enfermos dejan de comer. Por otra parte, las drogas, adquiridas con o sin receta, los rayos X y la quimioterapia, están en una categoría tan baja que resultan de lo más perjudicial. Son vibraciones incompatibles con la salud y por lo tanto solo van a producir una mejoría aparente, contribuyendo al control de los síntomas. Es verdad que en algunos casos pueden salvar la vida, especialmente cuando hay una emergencia, pero no existe ningún medicamento químico que fortalezca nuestro sistema inmunológico o nos haga sentirnos bien a la larga sin efectos secundarios. Deben ser reducidos al mínimo y ser substituidos por un estilo de vida más saludable tan pronto como la salud del enfermo lo permita.

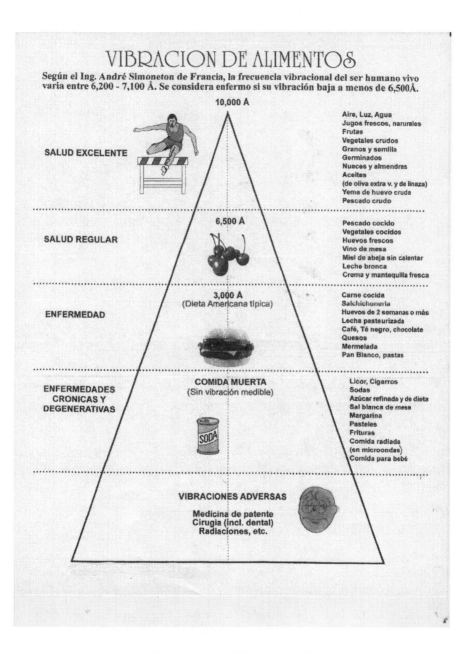

VIBRACION DE ALIMENTOS

Según el Ing. André Simoneton de Francia, la frecuencia vibracional del ser humano vivo varia entre 6,200 - 7,100 Å. Se considera enfermo si su vibración baja a menos de 6,500Å.

10,000 Å

SALUD EXCELENTE

Aire, Luz, Agua
Jugos frescos, narurales
Frutas
Vegetales crudos
Granos y semilla
Germinados
Nueces y almendras
Aceites
(de oliva extra v. y de linaza)
Yema de huevo cruda
Pescado crudo

6,500 Å

SALUD REGULAR

Pescado cocido
Vegetales cocidos
Huevos frescos
Vino de mesa
Miel de abeja sin calentar
Leche bronca
Crema y mantequilla fresca

3,000 Å
(Dieta Americana típica)

ENFERMEDAD

Carne cocida
Salchichonería
Huevos de 2 semanas o más
Lecha pasteurizada
Café, Té negro, chocolate
Quesos
Mermelada
Pan Blanco, pastas

COMIDA MUERTA
(Sin vibración medible)

**ENFERMEDADES
CRONICAS Y
DEGENERATIVAS**

Licor, Cigarros
Sodas
Azúcar refinada y de dieta
Sal blanca de mesa
Margarina
Pasteles
Frituras
Comida radiada
(en microondas)
Comida para bebé

VIBRACIONES ADVERSAS

Medicina de patente
Cirugia (incl. dental)
Radiaciones, etc.

(Pirámide de Vibraciones)

Una mujer asombrosa

Cualquier programa de limpieza interna o una dieta con abundancia de frutas y verduras eleva la frecuencia de nuestras vibraciones y con ello mejora el estado de nuestra salud. Hablando de "frecuencias" y "vibraciones" puede parecer algo técnico, pero es un hecho que, llegando a los niveles más altos, nuestra salud, energía y apariencia mejoran. La vida también empieza a cambiar en otras áreas.

Una de mis clientes, Amber, es un buen ejemplo. Ella estaba pasada de peso y no tenía fuerza de voluntad para hacer algo al respecto. Algunas veces empezaba una dieta, pero pronto la dejaba porque no veía resultados o no estaba motivada para seguirla. Su esposo se ocupaba de todo y sus hijos la querían tal como estaba. Desde luego, le hubiera gustado mejorar su apariencia, pero para ella no valía la pena hacer sacrificios. Seguir una dieta o cambiar el estilo de vida requiere disciplina, algo que ella no tenía. Sobre todo, no estaba suficientemente motivada. ¿Para qué avanzar a cien millas por hora y marearse cuando uno puede ver el paisaje a veinte? Ella se sentía cómoda tal como estaba.

Conocí a Amber hace algunos años. Su esposo la traía a mi oficina para bajar de peso, pero nunca vimos mucha diferencia. Después de tener sus tres hijos y haber dedicado la mayor parte de su tiempo a la familia, no le importaban otras cosas. Era bajita y gordita, con la cara enrojecida, sin energía, e ingería comida chatarra y dulces, que arruinaron sus dientes. Parecía que tenía poca autoestima y no le daba mucha importancia a su aspecto físico. Por lo general vestía con pantalones anchos.

Su esposo conocía muchas partes del mundo. Cuando los conocí, él estaba jubilado y solo trabajaba ocasionalmente, dedicando la mayor parte de su tiempo a su familia. Tenía casi veinte años más que Amber. Juntos tenían tres hijos, dos de ellos de un matrimonio anterior. Él trabajaba como carpintero, y con sus ingresos mantenía a la familia. Amber dependía de él para todo, desde la comida, dinero para gastos menores, para que la llevara a adonde necesitaba ir. Amber no hablaba inglés ni sabía manejar. Su esposo era quien llevaba los hijos a la escuela. Él se encargaba de las compras y llevaba a Amber en automóvil cuando tenía alguna cita con el doctor. Adquiría lo que necesitaban. Toda la familia dependía de él. Un día le dio un ataque al corazón y murió inesperadamente. Amber quedó sin apoyo. La familia del marido le pidió que desocupara la casa. ¿Qué hacía sin apoyo económico, sin preparación y con tres hijos pequeños? Tenían que sobrevivir. Por lo pronto logró que por lo menos los dejaran quedarse en la casa que el esposo había dejado. Pensando en sus necesidades, tomó un curso de manejo y con algo de dinero compró una carcacha vieja que apenas andaba. Luego tomó clases de inglés y cursos de autosuperación. Sus hijos aportaron un poco de dinero a la casa con pequeños trabajos ocasionales. Por su propio bien y para poder mantener a sus hijos, Amber decidió cuidarse más, empezando por hacer algo por su salud. Sobre todo, quería perder peso.

No la volví a ver hasta dos años después. No podía creer lo que estaba viendo. Esta mujer, que había vivido a la sombra de su esposo, incapaz de hacer algo por sí misma, ahora era una mujer diferente. Había bajado casi treinta libras. Su cutis estaba hermoso y en lugar de los pantalones anchos ahora llevaba un vestido negro que acentuaba su nueva silueta y la hacía verse sensual. Se había convertido en una mujer muy atractiva. Lo que es más, se veía más joven que la última vez que la vi. Sus ojos brillaban. Se había arreglado los dientes y ahora tenía una sonrisa encantadora. Su trasformación era tan impresionante que le pregunté qué había hecho. Ella se sentía orgullosa de lo que había logrado y con gusto compartió sus experiencias.

Enfrentándose a la súbita muerte de su esposo, Amber primero entró en un estado de choque. Se dio cuenta de que así no podía seguir, sobre todo por el bien de los hijos. Tenía que cambiar algo para tener éxito. No importa cuántas cualidades internas tenga una persona, la gente nos juzga por lo que ve, sea en una relación amorosa, en un ambiente de trabajo o en círculos sociales. Bajar de peso se convirtió en su prioridad. Desde luego, la cirugía plástica o la liposucción no eran posibles por falta de dinero. Sabía algo acerca de la importancia de la alimentación, aunque antes no tuviera ninguna urgencia para seguir dietas. Su esposo se ocupaba de lo que hacía falta y los hijos la querían tal como estaba. Era lo único que necesitaba. Ahora su situación había cambiado. Sentirse bien y verse presentable se había convertido en una cuestión de sobrevivencia. Lo más económico era ponerse en una dieta de frutas, y esto fue lo que hizo.

Amber vivió un mes entero exclusivamente de frutas alternando con jugo de limón recién hecho y bastante agua. También había oído de los milagros de la orinoterapia y decidió probarla como ingrediente especial. En un mes bajó más de treinta libras. Su energía y fuerza de voluntad aumentaron. Adquirió más confianza en sí misma. La gente empezó a hacer comentarios sobre su cutis tan bello y ella empezó nuevamente a tener ánimo para vestirse mejor y vender productos de belleza.

Con las ganancias pronto compró un mejor automóvil y continuó con las clases de inglés. Ambos ayudaron a mejorar la situación económica. Tomó más clases de autosuperación. Le pregunté qué hacía para conseguir clientes para los cosméticos sin hablar inglés. Me dijo que cuando la gente de los talleres a los que asistía le preguntaban en qué trabajaba, ella les mencionaba los productos de belleza que vendía y les daba su tarjeta.

Era un reto tremendo vivir exclusivamente de fruta, pero lo logró y los resultados fueron espectaculares. No solamente pasó por una trasformación física, otras cosas también empezaron a cambiar. Al año encontró a un hombre de su misma edad. Se enamoraron y de esta relación nació otra niña. La transformación de Amber empezó con su cambio en la dieta. Estaba tan desesperada que le quedaban pocas opciones. ¡Vivió de fruta todo un mes! Con esta determinación y los diferentes cursos que tomó, se ha convertido en una inspiración para otros. Sin proponérselo comprobó que cuando uno se siente bien también otras cosas empiezan a cambiar, aparte de lo físico. Hasta la fecha la admiro mucho. Es una mujer verdaderamente bella y asombrosa, continuamente tratando de superarse y buscando lo mejor para sus hijos. Empezó sin nada: sin dinero, sin coche, con muy poca educación y nadie que la apoyara. Hoy lo tiene todo. Es una mujer educada, bella y muy espiritual. Empezando con un cambio físico también logró resultados espectaculares en otras áreas de su vida. Se ha mantenido joven, trabajando en lo que le gusta y está preparada a enfrentarse a lo que la vida le presente.

Confía en Dios y en tu propio juicio.

Todo en la vida sucede por alguna razón. Por lo general es con nuestra participación, incluso cuando el resultado no es lo que anticipamos. Es fácil culpar a otros, pero si lo hacemos, nos convertimos en víctimas. Culpando a otros no aprendemos la lección que nos corresponde y atraemos más negatividad. Puede que se refleje en la falta de salud, problemas en el trabajo, en las finanzas o en las relaciones con los demás. Siempre vamos a sufrir las consecuencias de nuestras acciones. Es la ley del karma, lo aceptemos o no.

Para obtener resultados positivos, necesitamos actuar en forma positiva. Así de simple. Desde luego uno puede pedir consejo a otros. A veces ellos son más objetivos y tienen más experiencia y, sobre todo, tienen buenas intenciones. A otros les tenemos confianza porque son profesionistas. Sin embargo, la última decisión siempre queda en uno mismo. Nadie conoce nuestra vida mejor que nosotros. Cometemos errores y podemos aprender de ellos. Si no aprendemos no progresamos y situaciones semejantes vuelven a ocurrir en el futuro.

Es rara la persona que no cree en el veredicto de su médico. Aceptamos lo que dice porque está interpretando el resultado de los análisis. Sin embargo, lo que hoy es de tal o cual manera, pronto puede cambiar. No será la primera vez que el pronóstico esté equivocado. ¿Y quién tiene la razón cuando los expertos no están de acuerdo entre sí? Hoy en día la gente se puede enterar de las posibilidades que hay a través del internet. Muchos empiezan a buscar opciones. Es un hecho que nuestro organismo es tan complejo que **nadie** lo entiende con excepción de Dios. Los médicos se basan en los análisis y en su experiencia. Sin embargo, hay factores que no se pueden medir. Aparte de la dieta influye nuestro estado emocional, el ambiente en que crecimos, los factores hereditarios, y hasta nuestra fe. Los estudios solo muestran una parte. A veces uno hasta se pregunta cómo el doctor llegó a sus conclusiones.

Uno de estos casos fue el de un amigo contador. El señor estaba en sus sesentas y trabajaba como empleado para una compañía que vende artículos para el hogar. Generalmente se encontraba bien y no acostumbraba tomar medicamentos. Un día sintió mareos y tuvo que acostarse; preocupado fue a ver a su doctor. Después de examinarlo concienzudamente y no encontrar nada anormal, llegó a la conclusión de que los mareos probablemente se debían a que el hombre era alto. Me sorprendió oírlo porque el hombre había sido alto toda su vida. Además, no todas las personas altas tienen mareos.

Otra historia es la de mi padre. Un día en el mes de octubre, hace muchos años, llegó a la casa y se acostó. Estaba muy deprimido porque el doctor le había dicho que no iba a vivir más allá de la Navidad. Después del diagnóstico ya no hizo ningún esfuerzo por cambiar su destino. La Navidad vino y se fue y no pasó nada. Siguieron las Pascuas y otro año. Parece que se resignó. Vivió dieciséis años más y el médico se murió años antes que mi papá. Quizás aceptó el hecho de que la muerte es inevitable. Quizás decidió trabajar menos y apreciar más las cosas pequeñas de la vida. Creo que sobre todo sintió más ternura por su familia.

Uno de mis vecinos, el Sr. Vance, es una persona muy popular, siempre al servicio de los demás. Sus manos están deformadas por la artritis. Un día le pregunté si estaba tomando algún medicamento para sus males. Me contestó que estaba decepcionado con la profesión médica, porque la última vez que vio a un doctor, éste le prescribió Prozac, una droga que normalmente se usa para personas con problemas mentales. Cuando preguntó qué relación había entre su mal y Prozac, asegurándole al doctor que no se sentía deprimido ni pensaba suicidarse, sino que únicamente quería liberarse de su dolor, éste le comento que todo estaba en la mente. ¿Dolencias casi insoportables por artritis y deformaciones severas en la mente? Me pregunto en qué escuela enseñan que la artritis es un problema mental.

Cada vez hay más personas que toman medicamentos porque les diagnosticaron como "pre" esto o "pre" lo otro. Si uno es "pre" algo, quiere decir que existe la posibilidad de que se desarrolle la enfermedad, pero que uno no la tiene. Desde luego puede presentarse, pero también existe la posibilidad de que el mal no se desarrolle, sobre todo cuando uno se cuida y cambia la alimentación. Los medicamentos interfieren con la armonía del cuerpo. A menudo se desarrolla precisamente la enfermedad que uno quiere evitar. Comiendo más frutas y verduras y practicando algún ejercicio es posible mantenerse sano toda la vida. La prevención es lo mejor, pero debe de ocurrir por medio de un cambio en el estilo de vida y no por medio de substancias tóxicas. Tomar medicamentos para bajar el azúcar en forma preventiva afecta el páncreas y el mal que antes no existía empieza a desarrollarse. Lo más probable es que uno se acostumbre a la medicina y la necesite de por vida. En todo caso conviene informarse a tiempo sobre los efectos secundarios o buscar una segunda opinión. Una decisión equivocada nos puede afectar para el resto de la vida. Es importante conocer los riesgos que se pueden presentar más adelante. Todos somos humanos y los errores a veces causan daños irreversibles.

El cuerpo tiene una tendencia natural a sanar. Lo único que un médico puede hacer es evaluar los estudios, dar un nombre al conjunto de síntomas y hacer recomendaciones. También hay gente que va al médico porque quiere hablar de sus dolencias y busca a alguien que los escuche, sobre todo cuando no les cuesta. Otros se enorgullecen de la cantidad de medicamentos que toman. Quizás quieran oir lo valientes que son. La lista se hace cada vez más larga, porque cada uno de ellos va a ocasionar nuevos problemas.

Somos creadores de nuestro propio destino. Creamos nuestros malestares igual que nuestro bienestar. Una vez que asumimos la responsabilidad, podemos cambiar. Al iniciar un estilo de vida más natural, la salud puede regresar. Muchos lo han hecho antes y a veces lo que sucede parece milagroso. Antes de aceptar la opinión de otros, conviene evaluar los pros y contras. Se pueden buscar alternativas menos invasivas. Leer las descripciones de las enfermedades tiende a producir el efecto opuesto del que deseamos. Poco a poco nos convencemos de que tenemos todos los síntomas. Los médicos estudian enfermedades. Tienen tendencia a creer que todo el mundo necesita corregir algo. Uno de ellos declaró abiertamente que no hay personas sanas, solo las que no han sido examinadas lo suficiente. Es poco probable que tu médico te diga que tu cuerpo se cura solo y que hay una gran posibilidad de que cambiando tu alimentación tu enfermedad retroceda por sí misma. No va a mencionar que cosas sencillas, que cuestan muy poco, resolverán tu problema. Probablemente ni cree que una alimentación sana con ejercicio y algunos suplementos hagan una gran diferencia. La verdad es que le falta experiencia en asuntos de salud.

Sea cual sea tu decisión, usa tu propio juicio primero. En muchos casos las cosas naturales ayudan. Una amiga de Suiza me contó la historia de su tío. El hombre estaba en el hospital a punto de someterse a una cirugía cuando un pariente bien intencionado le regaló un libro sobre comida cruda. Cuanto más leía, más le interesó el tema. Decidió posponer la operación y empezó a comer todo crudo, hasta las papas. Fue un riesgo de su parte, pero se sintió tan bien que nunca más se habló de la operación.

Al oír la palabra 'incurable' cualquiera se asusta. La moral baja y la gente piensa que tiene que actuar rápidamente. Supone que los tratamientos convencionales son la única opción, incluso cuando las estadísticas comprueban lo contrario. Muchas personas se han curado y han logrado una mejor calidad de vida con solo cambiar su alimentación. Las terapias naturales han existido por miles de años. El gran maestro hindú Osho menciona en uno de sus libros que por medio de ilustraciones se sabe que hace unos cinco mil años en la India existían cirugías tan complejas como las que tenemos hoy, incluso del cerebro. Sin embargo, dejaron de usarlas en favor de Ayurveda, la ciencia de la vida, con el objetivo de restaurar la calidad de vida.

A veces parece que Dios no escucha nuestras oraciones. Queremos que nos conceda lo que hemos pedido sin entender que a veces unas cosas tienen que suceder antes que otras. La naturaleza sabe lo que hay que hacer primero. Una de mis clientes vino a bajar de peso. Después de seguir el programa por un mes me llamó para decirme que estaba decepcionada porque no había perdido ni un kilo. Admitió que el cabello ya no se le caía y que su ciclo menstrual estaba más regular. Quizás no tomó nada de esto en cuenta.

Existe el cuento de una mujer que quería embarazarse. Le pidió a Dios que le diera un hijo. Dios estuvo de acuerdo. Cuando llegó su tiempo, dio luz a una hermosa niña. Le recordó a Dios su promesa y le preguntó si había cometido algún error. Dios le aseguró nuevamente que iba a tener un varón. El siguiente bebé era otra niña. Se preguntó qué había pasado. Dios no iba a mentir y le había prometido un hombrecito. Así que hablo otra vez con Él presentándole los hechos. Dios le aseguró que iba a tener un hijo. El tercer bebé era un varón. Ella estaba más que feliz y le dio las gracias a Dios por el hijo recién nacido. Le dijo que los tres eran hermosos y que los adoraba a todos porque eran unos niños maravillosos. Dios sonrió y le dijo que, si le hubiera dado el varón al principio, entonces no hubiera tenido sus otras dos hijas. Le preguntó si lo hubiera preferido así. La mujer ahora entendió que todo sucede por alguna razón y lo que pedimos nos será dado en el momento oportuno.

Algo para la belleza

Mirándome en el espejo, no es posible ignorar las imperfecciones. ¿Dónde está el cutis suave, el cabello brillante, la firmeza y esbeltez del cuerpo y la sonrisa de la juventud? Los años dejan huella. Hay cosas que podemos cambiar y otras que quizás hay que aceptar como parte del proceso de los cambios naturales. Con la edad tendemos a aumentar de peso. Somos menos ágiles. El cabello se hace más delgado, aparecen canas, arrugas y manchas. Ni la alegría de vivir es la misma. Probablemente ya no alcanzamos la perfección. Por otra parte, podemos mantenernos sanos y retrasar el envejecimiento.

Algunas personas están dispuestas a pagar altos precios por los tratamientos de belleza. Acuden al cirujano plástico para quitarse las arrugas y los tejidos flácidos. Otros desconfían del bisturí sabiendo que los efectos son temporales. El envejecimiento es un proceso natural. Podemos retrasarlo y a veces hasta reparar los daños de forma natural. Lo importante es sentirse bien. A menudo la gente dice que lo único que quieren es estar saludable. ¡Podemos pedir más! La salud y la belleza son dos caras de la misma moneda. Por lo menos podemos aspirar a tener ambas. Con unas semanas de comer alimentos más naturales es posible perder peso, tener más energía y reducir algunas manchas. Nos vamos a ver y sentir rejuvenecidos. La belleza es la parte visible cuando hay salud y no es un privilegio exclusivo de la juventud. Lo que es más, con los años llegamos a desarrollar otros atributos deseables. Hay más sabiduría, más compasión, mejor educación, quizás sentido del humor, generosidad y tolerancia. Aunque las cualidades internas cuentan, en la vida cotidiana otros se fijan primero en la apariencia física.

Mi sueño de toda la vida ha sido tener un cutis claro y de color rosado. Nací con pecas. Mi mamá tenía pecas. Mi papá tenía pecas, y yo también debo haber nacido con ellas. Más adelante aparecieron manchas causadas por el sol y la edad y me seguían molestando. Cuando tenía unos doce años una compañera de la escuela me dijo que los huevos de rana quitaban las pecas. Son unas bolitas trasparentes con una cosa negra en el centro. Durante el otoño flotan sobre el agua de los estanques. Siendo gelatinosas y desagradables al tacto se deslizan fácilmente entre las manos. Un día después de la escuela fui a un estanque en donde había ranas. Saqué un puñado de huevos y me los embarré en la cara. Había que dejarlos secar. Solo esperaba que nadie me viera con mi tratamiento de belleza. Las pecas no se me quitaron. Mas adelante probé cremas y lociones. Algunas irritaron mi piel, otras aumentaron el problema después de dejar de usarlas. Lo único que ayudó fue un cambio en la dieta. A decir la verdad, en la parte de la cara donde no usé cremas la piel se conservó más bonita.

Vi un cambio notable después de un retiro a base de jugos por una semana. La mayoría de los participantes vivían de alimentos crudos. Se veían muy hermosos todos. Independientemente de su edad y sexo, todos lucían radiantes y tenían una piel aterciopelada, tanto hombres como mujeres. Algunos acostumbraban alternar días de ayuno y limpieza interna con alimentos crudos. Otros no eran ciento por ciento crudívoros, sino de vez en cuando agregaban arroz integral o verduras cocidas.

Casi todos eran veganos, es decir, no comían alimentos de origen animal, ni miel, ni huevos o queso. Hasta sus bebés se criaron con leche materna y alimentos crudos desde su nacimiento. Me impresionaron sus ojos limpios y brillantes. Estos pequeños siempre estaban alegres. En el lugar del retiro había personas de veinte, treinta, cuarenta y hasta mayores de setenta años de edad. Venían de diferentes partes del mundo y eran de varias etnicidades. Se mantenían ágiles, cada uno atractivo a su manera. Disfrutamos las aguas termales naturales que brotaban de la tierra y se acumulaban en las pilas. Era como estar en un paraíso. Parecía que nadie tenía preocupaciones. El lugar se encuentra en Arizona y se conoce como Eden Hot Springs (Aguas termales del Jardín del Edén).

Aún estoy agradecida con David Wolfe por haber organizado esos siete días de convivencia cuando compartió sus amplios conocimientos de naturismo. David es experto en jugos y alimentos crudos. Ha escrito varios libros, entre ellos *Eating for Beauty* (Come para la belleza). Disfrutamos los siete días en un ambiente rústico, con jugos recién hechos, pláticas informativas; con aguas termales, sol y convivencia con "expertos". David Wolfe tiene diplomas en varias materias. Aun así, se conserva sencillo y estuvo accesible para todos. Es un hombre carismático, siempre alegre y con un gran sentido del humor. Nos impresionó con su energía, su compasión, su honestidad y su paciencia. Se nota su pasión por lo que hace. Más de una vez nos hizo reír a carcajadas cuando contestó preguntas con la simplicidad que le caracteriza.

Preocuparnos por nuestros problemas no los soluciona. Hay que iniciar la acción. Vale más visualizar el éxito, acercándonos un poco más a nuestros objetivos. El primer paso es saber lo que uno quiere y entender que la mayoría de los problemas son reversibles. A veces se corrigen completamente, otros hasta cierto punto. No importa si estamos pasados de peso, sufrimos de celulitis, artritis, insomnio, adherencias, caída de cabello, problemas de la vista, varices, arrugas prematuras o falta de energía. Lo que da resultado es la acción que, por lo general, requiere sacrificios. Quizás hay que dejar de comer dulces, hacer más ejercicio, comer menos veces o menos cantidad, o apoyar de otra forma la purificación del cuerpo.

Los animales retienen su forma y su belleza durante toda la vida. Podemos aprender de ellos, especialmente en lo que se refiere a su alimentación. Ellos no comen tres veces al día, algunos ni siquiera comen una vez al día. En tiempos de escasez y enfermedad se abstienen de todo alimento. Durante los meses de hibernación algunos no comen ni beben agua por meses. No les pasa nada. Comen todo crudo y se limitan a un solo tipo de alimento. Unos comen hierbas y hojas, otros granos, y otros son carnívoros. Su bebida es agua. Además, todos están en movimiento. Los pájaros e insectos vuelan, los peces nadan y los animales de la tierra corren, caminan o se arrastran. En otras palabras, viven de acuerdo con las leyes de la naturaleza y es raro que se enfermen o muestren señales de envejecimiento.

La acción es importante para ver resultados. La famosa inversionista Suze Orman comentó que uno puede tener éxito o crear excusas, pero no los dos al mismo tiempo. ¡Tiene toda la razón! La acción es lo que da resultados. Cómo nos vemos y nos sentimos es lo que nos anima a seguir adelante. Aunque de preferencia nos gustaría avanzar suavemente de miserable a magnifico, la mayoría de las veces tenemos que pasar por varias crisis antes de lograr el resultado deseado. Los obstáculos en el camino nos enseñan algo. Hay que verlos como el inicio de algo mejor.

Cuando era niña, mi papá me enseñó algo muy valioso. Solía cargarme en los hombros y no importaba qué dijera o hiciera, era mi héroe. Un día me caí y me raspé la rodilla. Inmediatamente empecé a llorar. El trató de convencerme que el dolor iba a pasar y me animaba a seguir adelante a pesar del impacto. Sonriendo me dijo: "Eres una niña muy valiente. Muéstrame que no te duele. ¡Tírate otra vez!" Me dolía bastante y yo tenía mis dudas acerca de si era lo que quería hacer, pero mi papá nunca se equivocaba. Con cuidado me tiré al suelo por segunda vez, asegurándome de no caer en la misma rodilla. Con esto me distraje. Dejé de llorar, aunque no estuve muy convencida de que el ejercicio fuera tan divertido como mi papá creía.

Más adelante, cada vez que me caía sin que él estuviera presente, me tiraba al piso una segunda vez mostrándole al mundo que un pequeño accidente como ése no me molestaba en absoluto y que, efectivamente, yo era una niña muy valiente que no lloraba. Con el tiempo empecé a sentirme ridícula tirándome al suelo una y otra vez. ¡Nadie más lo hacía! Solo yo tenía esta costumbre. Primero miraba hacia todos lados para saber si alguien me estaba mirando y luego me tiraba. Eventualmente aprendí que caerme una vez era bastante vergonzoso y no había necesidad de repetirlo. Simplemente me levantaba y seguía caminando.

Quizás fue una de las lecciones más valiosas que jamás haya aprendido. Siempre habrá algún contratiempo. Sin embargo, podemos vencerlo y la vida continúa. Nosotros decidimos si queremos seguir pensando en lo que no tenemos, en lo que nos duele, en lo que no podemos hacer, en los malestares y la separación. La alternativa es continuar enfocados hacia la meta y seguir adelante.

Aunque los cambios en la dieta y ayunar son de mucho provecho tanto para la salud como para la belleza, a veces no son suficientes. Las tierras están desprovistas de nutrientes y es necesario tomar suplementos. Los probióticos ayudan a la digestión. Mejoran nuestro estado de ánimo y bienestar en general. Enriquecen la flora intestinal, algo muy importante, porque allí se localiza el ochenta por ciento de nuestras defensas. Quizás tomar probióticos es uno de los suplementos más provechosos.

El agua del mar purificada contiene más de cien minerales. En algunos países se usa para mejorar el contenido de nutrientes en las cosechas, en otros para eliminar las enfermedades. Las plantas marinas y las plantas verdes como la espirulina, clorela, alfalfa o espinaca cruda también aportan nutrientes importantes. El ajo fresco es otro alimento milagroso. Sirve de antibiótico natural sin efectos secundarios.

Un superalimento completo es la yema de huevo cruda. Se puede agregar a un licuado o un jugo de naranja recién hecho. Contiene todo lo que necesita el cuerpo humano con excepción de la vitamina C. Ésta se encuentra en el jugo de naranja. En México aún existe la costumbre de tomar un jugo de naranja recién hecho con un huevo crudo en la calle por las mañanas. Después de un tiempo la piel y el cabello tienen mejor aspecto.

El aceite de hígado de bacalao mantiene la salud de la piel y de los huesos. Con su alto contenido de vitamina A contribuye a mejorar la vista.

Otro suplemento efectivo para la belleza son las enzimas. En forma natural se encuentran en todos los alimentos crudos. No solo benefician nuestro sistema digestivo, sino que ayudan a retener la juventud durante años.

Una estrella redescubierta y recientemente popularizada entre los suplementos es el caldo con huesos de res o de pollo. Se vende pulverizado en tiendas naturistas. Se disuelve en agua caliente y casi no tiene sabor. Está lleno de minerales importantes. También tiene proteína y fibra. Otros ingredientes naturales son colágeno, glucosamina, condroitina y ácido hialurónico. Mantiene la piel tersa y se cree que vigoriza el cabello y las uñas. El caldo tonifica el hígado y es un auxiliar excelente para desintoxicar todo el cuerpo. Usado durante el ayuno quita el hambre. No contiene azúcar y alcaliniza la sangre (muy importante). Sobre todo, previene la pérdida de músculo.

Los que consumen el caldo dicen que les ayuda a perder peso, que duermen mejor y tienen más energía durante el día. Parece que hace milagros. Tenía mis dudas sobre comprar un bote o no, cuando la empleada de la tienda mencionó que una reina de belleza local compra el producto con regularidad. Agregó que una amiga de ella lo estuvo tomando por algún tiempo y todos notaron la mejoría de su piel. Agregar vitamina C en alguna forma lo hace más efectivo.

Otro suplemento para la belleza que vale la pena mencionar es el MSM (metilsulfonilmetano) Su nombre suena algo químico, pero el MSM no es otra cosa más que azufre orgánico. En forma natural existe en la fruta, las verduras y el agua de lluvia. El azufre es considerado un mineral de belleza porque ayuda al crecimiento del cabello, tonifica la piel y fortalece las uñas. También combate las infecciones, ayuda a la flexibilidad de las articulaciones y desintoxica el hígado. El azufre complementa más de 150 funciones en el cuerpo. Aumenta la producción de enzimas para la digestión, regulariza la producción de hormonas, forma anticuerpos y actúa como antioxidante. El MSM sabe amargo, especialmente cuando nuestras propias reservas son bajas. Se puede tomar en cápsulas o mezclar el polvo con agua o jugo. Es más efectivo en combinación con vitamina C o con jugo de limón.

Usando suplementos con regularidad en combinación con una alimentación sana, trae cambios muy favorables. Algunos se pueden agregar a cualquier jugo o licuado como por ejemplo el que inventó una de mis clientas. Se mezclan:

½ manzana,
1 pera o trozos de papaya,
2 cucharadas de avena,
2 cucharadas de semilla de linaza molida,
unas hojas de espinacas,

1 cucharadita de algas marinas, espirulina o clorela,
y agua.

Según la cantidad de agua los ingredientes dan aproximadamente tres vasos. Es un buen comienzo para el día en lugar de consumir alimentos cocidos. Si no hace falta besar a alguien, puedes agregar un diente de ajo. Las semillas de chía dan energía adicional. Este licuado es un alimento tan completo que uno podría sobrevivir con él por mucho tiempo sin necesidad de comer otras cosas. Al empezar el día con esta potente bebida, aumentarán tu salud y tu belleza, aunque después comas cosas menos benéficas. Es difícil creer que algo con tantos beneficios pueda saber tan delicioso al mismo tiempo.

La dieta de los
balnearios europeos

De todas las dietas para aumentar nuestro bienestar ésta es una de las favoritas porque es simple y uno casi no tiene hambre. Tiene su nombre en honor al médico austriaco Franz Xaver Mayr (1875–1965). La dieta se hizo famosa en los balnearios europeos por su simplicidad y efectos rejuvenecedores. A pesar de que es un tipo de ayuno y limpieza interna, rara vez tiene uno hambre, especialmente si sigue la versión nueva en la cual se permite agregar otros alimentos después de la primera semana.

El Dr. Mayr creció en Austria. En su juventud ayudó a su padre a cuidar ovejas y vacas en la granja de la familia. Más tarde estudió medicina. Durante el tiempo que prestó sus servicios como médico en una clínica de renombre, notó que casi todos los pacientes sufrían de problemas del aparato digestivo, lo que a la larga causaba cambios en su semblante, tanto en la expresión del rostro como en la forma de su cuerpo. Cuando el Dr. Mayr los puso en un régimen estricto de pan blanco y leche bronca, no solamente mejoró la digestión de los pacientes, sino para sorpresa de todos, también hubo cambios dramáticos en otros órganos. Estos órganos, como el corazón, el hígado, los riñones, y el aparato reproductor, aparentemente no tenían ninguna relación con el aparato digestivo. El objetivo principal del programa era desinflamar el intestino, limpiarlo y luego entrenarlo para funcionar normalmente. El Dr. Mayr logró las tres cosas con una simple dieta de pan blanco de uno o dos días, un poco endurecido, y leche bronca. El énfasis estaba en la masticación consciente. De acuerdo con sus observaciones eran las malas costumbres en la alimentación las que causaban la distención del intestino delgado. Producían fermentación y putrefacción y generaban veneno. Una vez que se absorben en el torrente sanguíneo, afectan a todas las células y órganos del cuerpo causando una variedad de síntomas. Cuando la flora intestinal buena es perturbada, las bacterias que causan enfermedades, se multiplican rápidamente. Esto a su vez afecta nuestro sistema inmunológico, haciéndonos más propensos a la enfermedad. Cuando las materias tóxicas no se eliminan como debe ser, los demás órganos tienen que trabajar extra. Empiezan a fallar debido a una sobrecarga y tienen como consecuencia enfermedades agudas y crónicas. Incluso problemas mentales y emocionales, como la depresión, la irritabilidad, o la pérdida de memoria, pueden tener su origen en el tracto intestinal. Del mismo modo, cuando se restaura la flora intestinal y la digestión mejora, hasta el estado de ánimo empieza a cambiar otra vez.

El Dr. Mayr recomendó veintiún días o más para que la cura tuviera éxito. Durante este tiempo el paciente solo come uno o dos panes blancos al día, semi secos y combinados con unos traguitos de leche bronca entera. La clave está en la masticación. El Dr. Mayr recomendó que cada bocado se masticara por lo menos treinta veces o más, si se podía, hasta que el alimento estuviera completamente liquido en la boca. Como casi nadie masticamos lo suficiente, el cuerpo no produce suficientes enzimas digestivas.

¿Por qué pan blanco? El pan blanco prácticamente no ofrece nada de nutrición. Es lo que da un descanso al intestino. ¡Y allí está el beneficio! El pan blanco, o bolillo como se llama en algunas partes, solo sirve para practicar la masticación y desprender las valiosas enzimas digestivas. Comer un pedazo de pan de esta manera puede tomar la mayor parte de la mañana. Probablemente también ejercite la paciencia. Por otra parte, la leche bronca entera aporta una nutrición tan completa que uno puede vivir de ella exclusivamente por mucho tiempo. Es fácil de digerir y contiene abundancia de vitaminas, minerales, proteínas, grasas y enzimas naturales, todos ellos en la proporción ideal que permite que la flora intestinal se renueve por sí misma.

En un ambiente clínico el programa es supervisado por médicos especialmente capacitados en la terapia Mayr. Al principio de la cura el doctor examina al paciente diariamente y le administra un masaje abdominal para activar los movimientos peristálticos. Se observa el progreso de cada paciente y a veces se recomiendan tés de hierbas especiales de acuerdo con sus necesidades, ejercicios de respiración, y diariamente compresas calientes sobre el abdomen. Se trata de alcanzar una purificación interna y volver a evacuaciones normales. La cura es tan sencilla que la mayoría de la gente la puede seguir en casa sin riesgo alguno. En casa cuesta menos y por lo mismo es posible seguirla por un periodo de tiempo más largo. No hace falta pedir días libres en el trabajo. Por lo general todos se sienten bien todo el tiempo.

A pesar de que el objetivo principal es aprender a masticar correctamente, hay que observar dos cosas más: se trata de calmar, purificar, y gradualmente regenerar la flora intestinal.

1. Cada mañana comienza con una bebida purificadora. Se toma un vaso de agua en la cual se disolvió una cucharadita de sal de Epsom (sulfato de magnesio). En Europa llaman sales amargas a la sal de Epsom. El agua amarga enjuaga el intestino y saca toxinas incrustadas en sus paredes. También ayuda a que los venenos que se han ido aflojando en otras áreas entren en el intestino. Por lo general, aproximadamente media hora después de haber tomado el agua con la sal Epsom sigue una buena evacuación. Es normal que el excremento salga líquido o muy suelto.

Durante las primeras dos semanas o más, lo que sale puede ser oscuro y oler mal. Igualmente, la orina puede estar más concentrada que de costumbre o tener un olor extraño. Todo el organismo está en un proceso de desintoxicación.

2. Se recomienda tomar por lo menos dos o tres litros de agua al día o la misma cantidad de tés de hierbas para activar la evacuación. Uno puede seguir el programa durante el tiempo que quiera. Lo ideal son veintiuno a cuarenta días, y para curar problemas crónicos más tiempo es mejor.

La segunda "comida' del día es exactamente igual que la primera, solo que ahora en lugar de desayuno se llama *lunch* o merienda. Para darle el mayor reposo posible al aparato digestivo, estas dos comidas son las únicas sólidas durante el día, a menos que el paciente tenga demasiada hambre. Entonces se le permite masticar otro pedazo de pan blanco por la noche. En la tarde uno bebe tés de hierbas. Si lo prefiere, los puede endulzar con miel de abeja virgen. El proceso de regeneración debe ser agradable. La meta es aumentar las eliminaciones y permitir un descanso a la flora intestinal. Otra de las consecuencias va a ser una saludable pérdida de peso y una mejoría de las funciones metabólicas en general. Si dispone del tiempo y del dinero para visitar un balneario o una clínica naturista puede someterse allí a la supervisión de un médico capacitado en la terapia Mayr. Los resultados que se reportan en pérdidas de peso y rejuvenecimiento son extraordinarios. Lo más notable es la mejoría del cutis y el aumento de la energía vital.

En los EE.UU. no es fácil conseguir leche bronca. Para el consumo humano la venta es restringida y una vez que la leche ha sido pasteurizada, homogenizada, desodorizada, desgrasada, contiene hormonas de crecimiento y antibióticos que se administraron al ganado, su calidad ya no es igual. Lo que al principio era un alimento completo, se convierte en algo inservible y hasta dañino. Los efectos de la leche adulterada son tan graves que hasta un becerro muere en pocas semanas si bebe leche pasteurizada. Es interesante notar que la Administración de Alimentos y Medicamentos (FDA), que controla la venta de leche bronca, solo permite su venta para consumo animal, mencionando al mismo tiempo que alimentar gatos y perros con leche pasteurizada puede poner su vida en peligro. Si la leche pasteurizada puede matar un gato, un perro o un becerro, ¿qué tan buena puede ser para el consumo humano?

De todas maneras, si la venta de leche bronca al público no se

permite en tu estado, quizás exista la posibilidad de hacerse miembro
de un programa de vacas compartidas. Las acciones no cuestan mucho
y hacen legal el consumo de leche bronca. En tal caso el precio que uno
paga por la leche no sería por la venta de la leche sino para cubrir los
gastos de mantenimiento. Otra alternativa es la de usar leche agria o
leche búlgara en su lugar. Por lo general no hay ningún peligro en el
consumo de leche bronca, porque los granjeros que la venden alimentan
a sus vacas con pasto durante todo el año y sus vacas están limpias y
sanas.

A principios del siglo pasado, cuando aún no existía la pasteurización,
las curas de leche se recomendaban para una gran cantidad de
enfermedades. Tenían fama de producir resultados milagrosos. Hoy nos
dicen que la leche bronca puede estar contaminada y hay que evitarla.
La leche bronca contiene una gran cantidad de nutrientes y sus enzimas
naturales tonifican el sistema inmunológico más que otros alimentos.

Uno de los consumidores más destacados de leche bronca es un
joven de Chicago. En diciembre de 2008 cruzó los EE.UU. en bicicleta
por cuarenta días y cuarenta noches, participando en una campaña a
favor de la libertad en la selección de alimentos. Durante este tiempo
vivió exclusivamente de leche bronca y sus derivados. Dio entrevistas a
diferentes estaciones de radio y más adelante trabajó en un documental
sobre sus beneficios. A pesar de que el joven a menudo dormía a la
intemperie, no sufrió ningún efecto negativo. Su esposa y sus dos
guapísimas hijas siguen una dieta similar en casa. Viéndose ahora sano
y fuerte después de vencer una enfermedad incurable, este joven trata
de desacreditar el mito de que la leche bronca daña la salud.

Puesto que también en Europa la leche bronca es relativamente
difícil de obtener, algunas clínicas Mayr sugieren usar leche entera
normal, pasteurizada. Lo intenté y me causó malestar estomacal. Las
enzimas necesarias para una buena digestión ya no están presentes en
la leche pasteurizada y, por lo tanto, como adultos no la digerimos
bien. Una amiga mía siguió en casa la dieta del Dr. Mayr con leche
pasteurizada y tuvo la misma experiencia. Las dos decidimos corregir
el problema sustituyéndola con jugo de cerezas negras. Ella siguió el
programa por cinco semanas y efectivamente lucía muy rejuvenecida

cuando la volví a ver. ¡El jugo de cerezas negras nos mandó al baño más de lo que esperábamos, y la eliminación, en combinación con la masticación es la clave! Las dos nos reímos bastante sobre los efectos tan inesperados.

No es solo la falta de enzimas la que hace la leche pasteurizada poco apropiada para el consumo humano. Aparte de los pesticidas, los antibióticos y las hormonas de crecimiento que pueda contener, por lo general viene homogeneizada, desodorizada, y algunas veces hasta deslactosada. La mayor parte del tiempo también viene reducida en grasa. Cuando se quita la grasa, también se elimina el magnesio, uno de los minerales más importantes para nuestro cuerpo, de modo que no es buena idea hacerlo. Como el consumo de leche pasteurizada es tan dañino que puede matar a los becerros o a las mascotas, uno puede utilizar en su lugar otro líquido, tomando aparte minerales alcalinos para mantenerse fuerte, siempre que se continúe con la masticación del pan blanco. Otra opción puede ser substituir la leche bronca por caldo de res o caldo de pollo. Una variante del programa original es la nueva dieta de F. X. Mayr. El programa se inicia en la misma forma, pero después del quinto día se pueden beber caldos de verduras hechos en casa. El caldo tiene minerales adicionales. Después del noveno día se permite comer verduras cocidas al vapor y proteínas animales fáciles de digerir como quesos blandos, pavo, jamón cocido o trucha. Lo que ayuda mucho a estimular los movimientos peristálticos son los masajes abdominales, caminar, el uso del sauna infrarrojo (es menos pesado que el baño sauna normal), así como medicamentos homeopáticos o herbales.

De la segunda semana en adelante se recomiendan lavados intestinales con té de manzanilla o algunos colónicos para lograr una desintoxicación más profunda. Los tratamientos de reiki y acupuntura también estimulan el poder autocurativo del cuerpo. Quizás la nueva dieta de F.X. Mayr es más fácil de seguir que la original. La posibilidad de incluir carne magra y verduras cocidas ayuda en la transición a una dieta normal. Aun así, masticar diariamente el pan blanco con leche o algún substituto, siguen siendo la parte más importante de la cura.

Igualmente importante es la ingestión diaria de un vaso de agua con sal de Epsom.

Terminado el programa, la dieta que siga determinará el éxito. Debe de consistir en un 80 por ciento de alimentos alcalinos y un 20 por ciento de alimentos ácidos. Los alimentos alcalinos son verduras, frutas (incluyendo) los cítricos, que son ácidos, pero cambian a alcalinos, mantequilla, leche fermentada, así como leche bronca, almendras, semillas y germinados. Los alimentos que forman acidez en el cuerpo son pan, pasta, proteína animal como carne, pescado, huevos o queso, café y té negro. Se recomienda reducirlos al mínimo. Ninguna de las dos dietas del Dr. Mayr contiene azúcar o grasa.

Cada vez que uno sigue el programa, sea una vez al año o durante el cambio de las estaciones, es recomendable beber aproximadamente tres litros de agua al día y agregar minerales iónicos o coloidales. Terminada la cura, el cutis lucirá notablemente más radiante y los contornos del cuerpo se parecerán más a los de la juventud. La energía vital (sexual y otra) es otra vez como en los mejores años de la vida. Es probable que experimentes una trasformación. Lo mejor de todo es que, aunque la dieta sea una forma de ayuno, el consumo del pan blanco y la adición de minerales te mantendrán satisfecho. Rara vez uno tiene hambre. Esto facilita seguir el programa por más tiempo y con resultados excelentes.

Una de mis clientas, quien es consejera en una escuela para niños pequeños, no podía ausentarse de su trabajo debido a sus múltiples ocupaciones. Se llevaba la leche y los bolillos a la oficina para masticarlos durante el día. Cuando los niños entraron un día sin previo aviso, les explicó que temporalmente no había dulces para ellos porque ella estaba en una dieta especial. Uno de los niños le pregunto con curiosidad: "¿Señorita, es la dieta de Jesús la que usted sigue?" Ella sonrió y pensó para sí misma que era muy posible porque se suponía que iba a hacer milagros.

Mejora tu salud comiendo menos

Comer es uno de los mayores placeres. A todos nos gusta comer, al menos que estemos enfermos o que hayamos perdido el apetito por otra causa. Disfrutar lo que hay y a la hora que sea quizás no tenga consecuencias inmediatas, pero definitivamente nos afectará a la larga. Nuestro estómago ocasionalmente necesita un descanso.

Abstenernos de comer de vez en cuando puede ser una de las mejores cosas que podemos hacer para la salud; sobre todo cuando te sientes mal o tienes problemas, es mejor no comer. De hecho, el ayuno, o sea, no comer nada por algún tiempo, es la manera más efectiva para recuperar la salud rápidamente. No hace falta llegar a los extremos. Comer poco y escoger alimentos sencillos como fruta, arroz o verduras también da un descanso al aparato digestivo. Utilizando menos energía para la digestión, el cuerpo se mantiene joven y sano por más tiempo.

Un ejemplo de esta práctica es una guapa mujer que encontré en el parque donde paseamos nuestros perritos, yo mi chihuahua y ella su *french poodle*. La había visto de lejos en algunas ocasiones, a veces acompañada de un señor mayor. Creí que era su papá. Ella parecía tener unos veinte años y siempre saludaba muy amablemente, con mucha alegría. Un día en agosto hubo la oportunidad de platicar un poco. Le pregunté si ya habían empezado las clases, suponiendo que era estudiante o maestra en alguna escuela. Para mi gran sorpresa contestó que acababa de jubilarse como contadora, que tenía 56 años y su esposo, el caballero que la acompañaba, tenía 60. Ella se veía tan joven, tan alegre y llena de vida que nunca hubiera adivinado su edad. En México, cuando una persona es muy guapa acostumbran preguntarle de broma: "¿Qué comes?" Casi espontáneamente le pregunté lo mismo: "¿Qué come?" Para mi sorpresa me contestó. Dijo que comía de todo, hamburguesas, sándwiches, etc., lo mismo que otras personas. Su esposo agregó que ella comía de todo, pero muy poco y que tenía la costumbre de no desayunar y cenar muy ligero. Su primera comida era después de las 12:00 de mediodía. Durante la mañana tomaba solamente agua. Creo que éste era el secreto de su apariencia tan juvenil.

Hay muchas formas de reducir la cantidad de comida. Una de ellas es a través de monodietas, una variante del ayuno. Uno se limita a comer solo un tipo de alimento, de preferencia fruta como manzanas o uvas. La cantidad no importa. También puede ser arroz, licuados o verduras. Amber optó por vivir exclusivamente de fruta por todo un mes. Obtuvo beneficios en varias áreas de su vida, mucho más allá de su apariencia física. Otra opción puede ser la de no comer más de una o dos veces al día. La dieta del Dr. Mayr también es prácticamente una monodieta, pues consiste de pan y leche en pocas cantidades.

Cuando hacemos comidas sencillas y con ingredientes naturales, estamos dando un descanso al aparato digestivo. Queda más energía para la regeneración. Las células muertas y débiles empiezan a eliminarse y el resultado es una apariencia rejuvenecida. Todos los órganos empiezan a trabajar mejor. Vivir de fruta solamente no es fácil. Al poco tiempo se antojan cosas saladas o proteína. Aun así, al omitir el desayuno o la cena hay beneficios duraderos, sobre todo en relación al peso, la energía y el aspecto de la piel.

Cuando uno toma agua solamente sin comer nada, comienza a dudar. Entra el miedo. Uno piensa en la posibilidad de morir por falta de alimento. Más personas han muerto por comer en exceso que por no comer. En cambio, cuando uno come fruta, no hay este miedo. Uno sabe que aún está recibiendo alimento, por más sencillo que sea. Al principio hay hambre, pero no existe el temor de morirse por falta de alimento o que puedan aparecer deficiencias. Al comer exclusivamente fruta, sabemos que aún recibimos vitaminas, algunos minerales, fibra, y un poco de proteína. Está comprobado que comiendo menos y masticando bien vivimos más, sobre todo cuando se trata de alimentos naturales.

No todos llevamos el mismo programa. Cada quien puede elaborar un plan individual y seguirlo lo mejor posible. Cada plan varía de acuerdo con el ambiente en que vivimos, tomando en cuenta el clima, los compromisos sociales y nuestras posibilidades económicas. Hay una gran cantidad de opciones. Para saber si lo que hacemos está surtiendo efecto, podemos anotar los cambios. En algunos casos la persona se siente mal cuando sigue una dieta y vuelve a sentirse bien cuando otra vez come de todo. Es completamente normal porque mientras no comemos, estamos eliminando toxinas y cuando volvemos a comer, aunque sea comida chatarra, la desintoxicación se interrumpe. Tenemos la ilusión de que la comida nos da fuerza. De cualquier modo, conviene anotar si hay cambios. Ellos nos indican si vamos por buen camino o si hay que ajustar el programa de alguna manera.

También podemos aprender de otras personas. Por lo pronto la señora que se ve como si tuviera veinte años cuando en realidad acaba de cumplir cincuenta y seis es una inspiración. Es fácil seguir lo que ella hace. ¡Simplemente omita el desayuno! Las personas que han logrado algo que funciona, por lo general están orgullosas de su victoria y con gusto comparten su sabiduría. Podemos preguntarles y aprender algo.

Me gusta observar a la gente en el supermercado. Esperando en la línea para llegar a la caja no hay mucho que hacer. Me pongo a observar la relación entre las diferentes personas y lo que llevan en el carrito. La gente joven puede comer o beber cualquier cosa. Se ven bien. La gente mayor no puede esconder el tipo de dieta que ha llevado. Si sus canastas están llenas de alimentos empacados, pan blanco, cosas enlatadas, cigarros, carne y galletas, probablemente no proyectan una imagen de salud. Posiblemente su piel tenga un tono grisáceo. Se ven arrugas prematuras y no están en el peso que les corresponde. Puede que se vean tristes y aburridas. Para no verse así, hay que evitar los "alimentos" que consumen ellos. Por otra parte, alguien con fruta y verduras en su carrito, con nueces, granos, frijoles y botellas de agua se ve diferente, con más ánimo, con energía y en mejor forma. Cuando una persona mayor se ve bien, probablemente tenga una dieta saludable y haga ejercicio. Observando los productos que llevan, es fácil deducir lo que contribuye a su bienestar.

La cantidad de alimentos es tan importante como la calidad. Lo más importante son los nutrientes que absorbemos. Hay personas que comen y comen sin aumentar un gramo, mientras otras aseguran que hasta el aire les engorda, que comen casi nada. Las personas enfermas tienden a padecer de hambre continuamente. A pesar de que comen tres, cuatro, o más comidas al día, sienten que no se llenan. Se levantan en la noche para ver qué más hay en el refrigerador. Prefieren comer pan, pasta, dulces y proteína animal. Son cosas que les llenan, pero no favorecen su salud. Lo sabroso no es necesariamente lo que nos conviene. La comida deja residuos en el cuerpo y con el tiempo se forman capas de mucosidad en el intestino y ofrecen un terreno perfecto para el desarrollo de parásitos. En tal caso, los nutrientes que necesitamos no se absorben.

Necesitamos carbohidratos, vitaminas, minerales, algo de proteína, grasa y agua. Los minerales son especialmente importantes porque participan en casi todas las funciones del cuerpo. Los necesitamos como un automóvil necesita gasolina. Comer porciones más pequeñas o con menos frecuencia nos da la oportunidad de eliminar más y absorber mejor. Comer en exceso, tanto en cantidad como en variedad, forma sangre ácida. Ésta a su vez crea el ambiente ideal para formar mucosidad, moho, levadura, parásitos y hongos. No es lo ideal para tener una salud extraordinaria.

Al substituir una comida diaria por fruta o una ensalada aceleramos la acción purificadora del cuerpo. Omitir una comida por completo es todavía más efectivo. Otra opción es la de comer solo fruta un día a la semana. El Dr. Sperl incluyó cada cuarto día un día de fruta en su programa y sus pacientes obtuvieron resultados extraordinarios. La práctica de no comer nada hasta mediodía trae una gran cantidad de beneficios, incluso sin la necesidad de hacer otros cambios. En lugar de no desayunar se puede omitir la cena con los mismos beneficios.

Siempre hemos buscado la manera de mantenernos jóvenes y sanos por medio de la comida. En años recientes los científicos especializados en longevidad han llegado a la conclusión de que no es tan importante lo que comemos sino más bien la cantidad y el número de comidas al día. Hoy en día hay numerosas oportunidades para que la gente de cualquier edad disfrute la vida. Por lo tanto, es importante tener todas nuestras facultades y sentirnos bien. Lo que cuenta es la calidad de vida, y es más importante que el número de años.

Uno de los métodos más efectivos es el ayuno intermitente (IF – *Intermittent Fasting*). Fue popularizado por el Dr. Michael Mosley, un médico inglés, quien hizo famosa esta dieta. Se trata de alternar períodos de comer con los de comer poco o nada. El programa ha tenido un éxito increíble porque ayuda a perder peso y beneficia la salud al mismo tiempo sin mayores esfuerzos. Se llama la dieta 5:2 y consiste en que uno come cinco días de la semana en forma normal, reduciendo la cantidad de calorías los otros dos días. Se permiten 500 calorías para las mujeres y un máximo de 600 - 800 calorías para los hombres. No hay necesidad de convertirse en vegetariano. Una amiga mía perdió diez libras siguiendo este plan. Su esposo perdió cuarenta libras el primer año y dejo la mayoría de sus medicamentos.

Otra variante de esta dieta es reducir nuestro tiempo para el consumo de alimentos a ocho horas o menos y no hacer más de dos comidas al día. La experta en belleza natural y autora Tonya Zavasta hace solo dos comidas al día, una en la mañana y otra a mediodía. Después de las 2:00 de la tarde no toma ni agua ni come otros alimentos hasta el día siguiente. Se ve bellísima y despampanante a pesar de que ya pasó los cincuenta años de edad. Los musulmanes durante el sagrado mes de Ramadán también comen solamente dos veces al día, una en la mañana antes del amanecer y otra después de la puesta del sol. Durante el día no toman agua ni comen alimentos. Creo que es un método eficaz para mantenerse saludable y con mucha energía durante todo el año.

Al comer porciones pequeñas y alimentos naturales le damos a la naturaleza la oportunidad de regenerarnos. El cuerpo responde pronto. A pesar de que las mejorías se notan a los pocos días, hay que reconocer que las enfermedades crónicas y el envejecimiento prematuro no aparecen de un día para otro. Por la misma razón eliminarlos requiere constancia y dedicación. El ayuno completo es el remedio más poderoso para recuperar la salud rápidamente, sea cual sea el problema. Los profesionales de la salud pueden ayudar cuando haga falta, pero la responsabilidad siempre es de la persona interesada. Necesitamos hacer lo posible para liberarnos de las materias tóxicas que todos tenemos. Cuanto menos comemos, más fuerza queda disponible para la regeneración, no importa la edad o las circunstancias.

La transformación de Enrique

Mi amigo y mentor Enrique era una persona maravillosa, lleno de paz interior, centrado, con amor por sus semejantes y la imagen de una radiante salud. Era un hombre extraordinario a quien le gustaba compartir sus experiencias y la sabiduría que había adquirido en el naturismo. Era originario de España. Nos encontramos en la Ciudad de México cuando yo apenas estaba al principio del camino para recuperar mi salud y opté por hacerme vegetariana. Enrique era mucho mayor de edad que yo. Tenía ojos azules, era esbelto, y todo el año tenía un cutis bronceado. Había algo radiante en él, algo que lo hacía muy atractivo.

Conocí a Enrique en uno de los restaurantes vegetarianos más elegantes. Era soltero y rara vez comía en casa. A mediodía y a veces también a la hora de la cena comía en el restaurante. Parecía que todo el mundo lo conocía. Su amable forma de ser y su gentileza me facilitaron acercarme a él para conversar. Por lo general estaba sentado solo, disfrutando sus comidas en silencio. Siempre se veía feliz, sonriente y agradecido como si Dios personalmente le hubiera servido ese día un platillo muy especial. Parecía como si tuviera mucho que agradecer. Enrique llegó a ser uno de mis mejores amigos. Siempre estaba dispuesto a contestar preguntas y ayudarme cuando se me presentaban problemas o me sentía desanimada con tantas crisis curativas.

Yo llevaba la dieta del Dr. Sperl en aquel entonces y todavía tenía mis dudas si eso del vegetarianismo era para mí. A veces me sentía peor en lugar de mejor. Tenía calambres estomacales, gas con dolor y mi cara se llenaba de granos. No fue sino hasta años después y gracias a la paciencia de Enrique que llegué a entender que estas reacciones eran parte de mi recuperación. Mi cuerpo estaba tratando de liberarse de los medicamentos que había tomado anteriormente y de otras toxinas. Ver a Enrique, quien había seguido este camino por mucho más tiempo que yo, me animaba. Estaba agradecida de poder hacerle preguntas.

Efectivamente, Enrique era la imagen de salud andante. Tenía probablemente unos cincuenta años de edad en aquel entonces y ni una arruga. Era difícil adivinar su verdadera edad. Siempre estaba sonriente, contento y alegre. Un día me contó su historia de cómo empezó todo para él. Enrique creció en España. En su juventud estaba terriblemente enfermo. Su padre era dueño de una fábrica de dulces y tenía una tabaquería, algo que él consideraba una gran bendición. Le gustaban los chocolates y le encantaba fumar. Como no tenía que pagar, consumía más de lo que le hacía bien y compartía los cigarros y los dulces con sus amigos, a los que encontraba en los bares todas las noches.

Su generosidad lo hizo popular con los demás. En casa las comidas consistían de carne, pescado, postres y pan blanco, por lo general acompañados de una botella de vino. Por la noche comía fuera, donde pedía jamón, salchichas y algo de alcohol, Así siguió algún tiempo, hasta que un día estaba tan enfermo que no podía levantarse de la cama. Su apetito acostumbrado a las "delicadezas", se había ido. Se sintió terriblemente débil y empezó a vomitar. Su mamá llamó a algunos médicos para saber qué tenía. Ninguna de las medicinas parecía ayudarle. Solo se acordaba de estar allí tirado por días, sin poder levantarse. No podía comer nada con excepción de frutas. Aparentemente esto le hizo sentirse mejor.

Tan pronto se pudo levantar, regresó a los bares y a sus costumbres. Cuando se volvió a enfermar, decidió seguir la dieta de la fruta otra vez. Para su sorpresa, parecía que esto le ayudaba rápidamente. Regresaba a los bares con su dieta acostumbrada de carne, dulces, cigarros y alcohol en moderación y se volvía a enfermar. Cada vez que se enfermaba, comía fruta y se recuperaba. Tan pronto se sentía mal, empezaba a comer fruta y tan pronto que podía regresaba a lo de costumbre, enfermándose de nuevo. Después de algún tiempo reconoció un patrón y pensó que había encontrado la solución. Cada vez que comía exclusivamente fruta, su salud regresaba rápidamente y se sentía mejor. Regresar a su dieta de carnes, postres elaborados, cantidades de dulces, cigarros y alcohol tenía un efecto devastador. A pesar de que solamente tenía veintitantos años en aquel entonces, Enrique sintió más de una vez que estaba a punto de morirse. Así de miserable se sentía. Como resultado de los abusos perdió el cabello y algunos dientes a temprana edad.

Eventualmente se hartó de estar enfermo y cansado, acabado prematuramente, y empezó a incluir más fruta y ensaladas en su dieta. Dejó algunos de sus vicios y disfrutó sentirse bien con mayor frecuencia. Fue entonces cuando decidió hacerse vegetariano. Después de leer algunos libros sobre salud y los beneficios de los alimentos crudos, tiró todas sus ollas y sartenes. Más adelante agregó caldos y algunas verduras en el restaurante vegetariano. Fue un cambio importante en su vida. Su salud mejoró dramáticamente y nunca más tuvo que preocuparse por ella. Enrique me contó que cuando cambió sus hábitos alimenticios, toda su vida empezó a cambiar. Sus amigos de antes ya no eran sus amigos. Encontró gente nueva con intereses similares a los suyos. Cambió su profesión a la de fotógrafo y pasó mucho tiempo en la naturaleza observando la belleza de las flores y de los pájaros. También empezó a meditar. Me dio la impresión de que casi se había convertido en un santo, siempre amable y generoso con todo el mundo. Además, tenía un maravilloso sentido de humor.

Un día mencionó que había oído del poder curativo del ajo. Decidió comer lo más posible, unos veintiocho dientes en total. Después salió de su casa para ver una película. Abordó un taxi y apenas habían viajado unas cuantas cuadras cuando el chofer paró el automóvil y abrió la puerta. Con cortesía le pidió a Enrique que se bajara inmediatamente y caminara o que buscara otro taxi porque el olor era más de lo que podía soportar. Todos nos reímos de su historia y nos dimos cuenta de lo que podía pasar si uno lleva las cosas al extremo.

Un peligro invisible: ¡parásitos!

Cualquier dieta para limpiar y rejuvenecer el organismo puede tener resultados sorprendentes. Sin embargo, las dietas, no importa si son simples o no, pueden ser difíciles de llevar a cabo debido a huéspedes no invitados que están exigiendo su parte. Son parásitos.

Los parásitos varían en tamaño y forma, pero tienen una cosa en común: les gusta comer. Buscan nutrientes en nuestro cuerpo y dejan sus desechos, lo que nos hace sentirnos cansados y con más hambre. Puedes tener hambre apenas después de haber comido porque estos pequeños monstruos, a veces imperceptibles, te están robando los nutrientes. Son ellos los que disfrutan. Una vez libre de parásitos, notarás que tu apetito disminuye y tu energía aumenta. Tu cuerpo empieza a absorber los nutrientes, fortaleciéndote a ti y no a tus enemigos.

Cuando pensamos en parásitos, los relacionamos con gente que viven en países del tercer mundo donde hay poca higiene, niños que no se lavan las manos o agua contaminada. No se nos ocurre que una persona en un ambiente limpio también pueda estar infestada. De hecho, se estima que hasta un ochenta por ciento de la población de los EE.UU. tiene algún tipo de parásitos, variando en tamaño de los microscópicamente pequeños a ejemplares de varios pies de largo.

Algunos no se detectan fácilmente y pueden causar serios problemas de salud. Pueden afectar el funcionamiento del aparato digestivo causando estreñimiento o diarrea. Pueden debilitar el sistema inmunológico, producir dolencias en los músculos y articulaciones, así como crear deficiencias minerales, gases e hinchazón. Otros efectos pueden ser alergias, problemas para respirar, tos frecuente, alteraciones de la piel, disturbios del sueño, rechinar de dientes, poca energía, cambios en los estados de ánimo, exceso de peso, problemas del corazón, de la circulación y mucho más. Actualmente existen más de cien diferentes especies de parásitos conocidos y solo el veinte por ciento de ellos sale en los análisis clínicos. A pesar de que algunos de ellos son minúsculos en tamaño, con el tiempo pueden resultar tan peligrosos que algunos expertos los han llamado "los asesinos silenciosos."

Una vez encontrado un huésped humano, los parásitos pueden poner miles de huevecillos al día. Estos viajan en el torrente sanguíneo y pueden esconderse en cualquier órgano o tejido del cuerpo, multiplicándose rápidamente. Voraces como son, primero devoran los nutrientes que encuentran y luego dejan sus desechos. Las alergias o una tos constante pueden ser una señal de parásitos localizados en los pulmones o en el área de los bronquios. El cuerpo trata de remover a los intrusos y sus desechos tóxicos con mucosidad o flema. Mientras hay parásitos presentes, el cuerpo no es capaz de recuperarse completamente de sus trastornos debido a la falta de vitaminas y minerales que ellos ingieren. Los medicamentos controlan los síntomas temporalmente. Si no son combinados con algún producto que los elimine, las dietas van a tomar mucho tiempo para hacer efecto.

Mientras el sistema inmunológico siga débil y no se eliminen los huevecillos y larvas al mismo tiempo, éstos se desarrollarán más adelante e iniciarán un ciclo nuevo. En lugar de un análisis de excremento hay métodos sencillos y mucho más efectivos para detectar la presencia de parásitos en el cuerpo. Son a base de energía como la kinesiología (evaluación de prueba muscular), radiestesia (usando un péndulo) o análisis de campo oscuro. Estos métodos se practican por naturistas y no se encuentran en un ambiente clínico.

La primera pregunta que la gente hace después de que saben que hay parásitos en su cuerpo es: "Como los adquirí?" Los parásitos existen en las frutas, las verduras, la carne cruda, especialmente en la de puerco, en el agua y en el ambiente en general. Los podemos adquirir acariciando una mascota o caminando descalzos. Se pueden adquirir al manejar dinero, tocar la manija de alguna puerta, llaves u otros objetos.

También pueden ser trasmitidos por contacto directo de un miembro de la familia a otro. En otras palabras: ¡los parásitos están en todas partes! Esto no necesariamente significa que los contraigamos. Cuando nuestras defensas son fuertes, el cuerpo los detecta y sabe eliminarlos. Es solamente cuando nuestro sistema inmunológico es débil a causa del estrés, por exceso de materias tóxicas o tratamientos médicos, que no hay la fuerza suficiente para liberarse de estos enemigos invisibles y necesitamos ayuda. Una vez que los parásitos se han eliminado, muchos de los síntomas desaparecen por sí mismos.

Un médico español, quien eventualmente cambió de profesión y se convirtió en médico naturista, contó la historia de una de sus pacientes que había sido diagnosticada con un tumor en el intestino. La señora estaba programada para una cirugía en la que le iban a quitar parte de su colon. Como aún estaba joven, la mujer estaba completamente aterrorizada con la idea de tener que llevar una bolsa debajo de su ropa el resto de su vida para hacer del baño. Le suplicó al doctor que le diera una solución alternativa. El doctor cambió su alimentación y le recomendó ciertas hierbas adicionales. Unas semanas después la joven llamo por teléfono, muy emocionada, comunicándole que acababa de expulsar el tumor. Le preguntó al doctor si quería que se lo llevara a la oficina para examinarlo. El doctor sugirió que llevara lo que había expulsado a un laboratorio para analizarlo y después le informara de los resultados. Lo que ella había expulsado no era un tumor sino un quiste enorme de parásitos. No hace falta mencionar que canceló la cirugía.

El gran peligro de tener parásitos es que imitan otras enfermedades. En lugar de buscar la raíz del problema, la mayoría de los médicos tratan los síntomas y la causa real del problema permanece ignorada. Los parásitos más pequeños que son casi imperceptibles con el microscopio, son los más peligrosos. Tienden a chupar la vida de sus huéspedes. Como les encanta comer, pueden subsistir con desechos y materias tóxicas por mucho tiempo o alimentarse de los nutrientes que necesita su huésped. Sobre todo, prefieren alimentos que formen mucosidad, como la leche y sus derivados. El azúcar es otro de sus favoritos. Por lo tanto, es muy probable que nuestros antojos se deban a la presencia de parásitos.

Estos pequeños enemigos se multiplican muy a gusto en un colon impactado y por lo tanto el estreñimiento puede ser la causa principal para su existencia. Cualquier alimento que beneficie al huésped, también beneficia a los parásitos. Es de pensar si uno quiere tomar vitaminas y minerales adicionales, porque si hay parásitos, ellos serían los primeros en disfrutarlos. Se cree que pueden poner alrededor de 8,000 huevecillos al día, algunas especies hasta más. Con vitaminas adicionales su fertilidad aumentaría aún más. Por lo tanto, hay que llevar a cabo una limpieza interna primero para estar seguro de que todos los microorganismos nocivos han sido eliminados. De lo contrario uno estaría fortaleciendo al enemigo en lugar de sí mismo.

Lo bueno es que son relativamente fáciles de eliminar con suplementos adecuados. Hay hierbas antiparásitos y productos que limpian el intestino. La mayoría de las personas con parásitos no se dan cuenta de su presencia. Otros prefieren seguir un programa de eliminación de forma preventiva. En países como México, donde casi todo el mundo sufre de amebas, la Secretaría de Salud Pública recomienda que la gente se desparasite por lo menos una vez al año. Los productos que se usan por lo general son fuertes y pueden afectar otros tejidos del organismo al mismo tiempo, de manera que el huésped queda cada vez más susceptible a nuevas invasiones. Lo que es más, los parásitos mismos llegan a hacerse cada vez más resistentes a los medicamentos.

¿Qué otras opciones hay? Si sospechas que tienes parásitos y no tienes acceso a un practicante de la salud natural, quien se basa en la energía para detectarlos, entonces puedes comprar algún producto natural en una tienda naturista. Existen diferentes marcas con el propósito de eliminarlos o se pueden pedir por internet. La mayoría de las hierbas y especias no tienen efectos secundarios. Por lo general contienen nogal negro, clavo, ajo, semillas de calabaza y artemisa entre otros. No dañan al ser humano, pero son altamente detestados por los parásitos de manera que prefieren salir del cuerpo y no volver. Uno puede decir que hacen miserable la vida de los parásitos. Algunas fórmulas naturales vienen en combinación con un limpiador intestinal y son más efectivas porque mantienen el colon limpio. Un intestino limpio con bacterias benéficas no ofrece alimento o protección para los parásitos.

Si sospechas que tienes parásitos, algunas de las señales pueden ser comezón en los ojos, la nariz o el área del recto. Puedes tener una tos frecuente o sentirte bajo en energía. Desde luego, es mejor que te revisen primero. Cuando no hay parásitos, no tiene caso tomar productos contra algo que no tienes. Sin embargo, una limpieza en forma preventiva de vez en cuando es recomendable. También es una buena idea usar marcas diferentes. Los ingredientes de un producto pueden ser más efectivos para ti que otros. Los lavados intestinales o colónicos como parte del autotratamiento pueden acelerar el proceso. A veces se ven los gusanos al salir, vivos o muertos. Otra señal de su presencia pueden ser malos olores debido al gas que expelan al morir. Es posible que uno no vea nada por el tamaño tan minúsculo de los microorganismos. No quiere decir que no los haya habido. En todo caso, después de una purificación interna te vas a sentir mucho más limpio y con más energía. Ya no habrá gas o hinchazón estomacal, y probablemente la vida te sonreirá más.

Una causa, mil disfraces.

S i hay algo peor que tener parásitos es tener exceso de hongos o levadura en el cuerpo, principalmente porque pueden estar presentes por años sin causar dolor ni otros síntomas y son muy difíciles de detectar. Se conocen bajo el nombre de cándida o candidiasis.

Todos tenemos algo de cándida en nuestro cuerpo. Es normal. Puede estar en la boca, en la garganta, los intestinos o el tracto genitourinario. Cuando está controlada por las bacterias benignas, no presenta problemas. Sin embargo, una vez que la flora intestinal buena se reduce, la cándida cambia de forma y puede afectar cualquier órgano. Puede ser mortal. Pensando en enfermedades graves, las que vienen a la mente son cáncer, SIDA y problemas cardiacos. Casi nadie cree que un hongo o una levadura puedan ser la causa de tantas enfermedades serias. Lo que es más, hay mucha gente, incluso médicos, que nunca han oído de ella y opinan que no existe. Aunque es difícil de detectar, se estima que más del 95 por ciento de la población en los EE.UU. sufre de candidiasis.

Es cierto que la *cándida Albicans* es una parte normal de la flora intestinal. Allí también se encuentra un setenta u ochenta por ciento de nuestro sistema inmunológico. En una persona sana predominan las bacterias buenas. Cuando se destruye el balance, nuestras defensas bajan y la cándida invade el cuerpo en forma sistémica. Es entonces cuando puede afectar todos los órganos. Los síntomas más comunes son problemas del aparato digestivo, aumento de peso, insomnio, falta de energía y deseos de comer dulces o pan. Las bacterias benignas del intestino se acaban con antibióticos, hormonas, metales pesados, (como el mercurio en el pescado o los rellenos dentales de amalgama), por radiación, anestesia, cortisona, vacunas y hasta por el cloro en el agua de la llave. También el estrés excesivo puede causar una proliferación acelerada.

El exceso de cándida causa diversos síntomas dependiendo de la parte del cuerpo donde se encuentre. Por ejemplo, si está en el tejido del cerebro puede causar depresión, ansiedad o nerviosismo. Cuando está en el hígado, que participa en unas 200 a 500 funciones, puede aumentar el colesterol y los triglicéridos. Puede afectar los pulmones y los bronquios. Si está en los órganos sexuales puede causar infertilidad y endometriosis en las mujeres o impotencia en los hombres. Su presencia no causa dolor. Puede producir cáncer, problemas del corazón y afectar la circulación en general sin que se detecte por años.

El exceso de cándida en el cuerpo puede estar relacionado con SIDA, lupus, artritis, esclerosis múltiple, diabetes, infecciones de las vías urinarias, alta presión y la mayoría de las enfermedades crónicas. Puede destruir los dientes y los huesos. Si no se detecta y se trata, sus efectos son tan graves que uno puede morir, especialmente si entra al cerebro. Algunos médicos la llaman la enfermedad de mil disfraces. No es enfermedad, sino más bien la **causa** de un sin número de problemas. Hay personas, incluso médicos, que niegan que exista, en parte por lo difícil que es detectarla. Los doctores generalmente solo tratan los síntomas. Al igual que el cáncer, la presencia de cándida no causa dolor y ambos se alimentan de azúcar. Algunas personas creen que son idénticas, sobre todo cuando, estando sanos, todos tenemos cantidades limitadas de células cancerosas, así como de cándida. Hay diferentes grados, de manera que unas personas están más afectadas que otras, según el tiempo que lleve en el cuerpo.

Existen más de 150 variedades de cándida, todas difíciles de detectar. Las células se adhieren a las mucosidades en el interior del cuerpo y por lo general no aparecen en los análisis clínicos. Según el área donde esté localizada, su presencia se manifiesta en diferentes formas. Por ejemplo, puede causar un desequilibrio hormonal, puede afectar la glándula tiroides, resultar en piel reseca, impotencia, hipoglucemia, diabetes, mal aliento, hinchazón o flatulencia. Puede causar estreñimiento, diarrea, boca seca, obesidad, acné, vista borrosa, deficiencia de minerales, perdida de hueso, dolor de pecho, fiebre de heno, dolor de cabeza, confusión, migraña, alergias o dolencias musculares. Puede manifestarse como entumecimiento, sinusitis, lupus, psoriasis, sudores excesivos, hongos en las uñas; como infección de las vías urinarias, en forma de calambres, endometriosis, periodos menstruales irregulares y dolorosos, retención de agua, infertilidad, falta de libido, deshechos, asma, comezón, problemas de la respiración, artritis, ansiedad, pérdida de dientes, alta presión, depresión, ojos secos, ansiedad, déficit de atención, debilidad, falta de memoria, hinchazones, piel inflamada, enrojecida o con descoloraciones. Puede derivar en aumento de peso, manos o pies fríos o cualquier otro síntoma. En otras palabras, la cándida puede ser causa de todo lo que nos aflige. Una vez eliminada, en la mayoría de los casos las molestias desaparecen rápidamente.

La cándida envenena el torrente sanguíneo y previene la absorción de oxígeno y nutrientes importantes. Los síntomas varían de un paciente a otro, que es otra razón por la que nadie sospecha que la causa sea la misma en todos. Un paciente puede sufrir de artritis, otro de diabetes, otro de tumores, otra es infértil o se siente deprimida. La causa puede ser la misma en todos, aunque los síntomas varían de acuerdo con la parte del cuerpo afectada.

No sé cómo exactamente se vea la cándida en el cuerpo. Algunos la describen como algo blanco. Otros dicen que forma estructuras parecidas a raíces. Es un hecho que el hongo puede adherirse a órganos saludables y hacer que funcionen mal. Puede afectar el corazón, los huesos, el páncreas o los riñones. Una vez que se elimina, el cuerpo vuelve a estar saludable y a funcionar normal.

El Dr. Tullio Simoncini, oncólogo famoso que tiene sus oficinas en Roma, Italia, se especializa en cáncer, diabetes y otros problemas de tipo metabólico. Publicó un libro que se llama *"El cáncer es un hongo"*, en el cual describe sus investigaciones científicas. El Dr. Simoncini concluyo que la cándida es la causa de todos los tipos de cáncer, lo mismo que la causa de muchas otras enfermedades degenerativas. Según sus observaciones se difunde dentro del cuerpo, causando tumores y alteraciones de tejidos. Él es de la opinión que la quimioterapia y la radiación, dos de los tratamientos más usados para combatir el cáncer, causan un aumento de cándida y por lo tanto no pueden restaurar la salud. A pesar de que trató con éxito a miles de personas con enfermedades "incurables" usando bicarbonato de sodio para convertir la sangre ácida en alcalina, sus tratamientos no son aceptados por la profesión médica.

El Dr. William Crook (1917–2003), renombrado investigador y médico de los EE.UU. llegó a decir que la cándida es la causa de **todas** las enfermedades, en especial las de naturaleza crónica y degenerativa. Ha escrito varios libros sobre el tema, incluyendo *The Yeast Connection (La conexión de la levadura y las enfermedades)*.

A pesar de que se estima que más del 95 por ciento de los norteamericanos sufren de una proliferación de cándida en el cuerpo, la triste verdad es que casi nadie lo sabe. Los médicos solo definen y tratan los síntomas, no la causa. La cándida puede afectar a cualquiera, hombres, mujeres y niños de todas las edades. Puede existir en la forma más terrible o no presentar ningún síntoma por años. A veces lo único que preocupa a las personas que la tienen es que no pueden bajar de peso y su energía es baja. Ambos problemas no se consideran enfermedades a menos que lleguen a un grado extremo. Mientras la cándida está presente no habrá salud integral.

De hecho, son precisamente algunos tratamientos médicos los que pueden causar cándida, como los antibióticos, hormonas, cortisona, y rayos X. Incluso una visita al dentista que incluye rayos X y anestesia no está exenta de peligro y puede causar cándida. ¿Qué opciones tenemos cuando necesitamos estos procedimientos? Lo más recomendable sería seguir temporalmente una dieta anti cándida, evitando todo lo dulce, incluidas las frutas dulces y tomando probióticos. La cándida vive de lo dulce. De allí su nombre: "candy-da". Otro peligro es que a veces los síntomas no aparecen sino hasta días, semanas o meses después del tratamiento original que la causó y probablemente en un área distinta al que fue tratado. De esta manera, raramente se relacionan los dos. Como no causa dolor, pueden pasar años antes de que se manifieste algún trastorno.

Los medicamentos pueden causar daños adicionales. ¿Cómo se

puede saber si uno tiene cándida? Una forma es pedir específicamente un análisis al médico. Otra posibilidad, no muy científica, es tener un vaso de agua cerca de la cama y primera cosa en la mañana escupir en él. Si la saliva forma protuberancias en el agua, hay probabilidad de cándida. Otras pruebas se basan en energía. Aunque son aplicadas casi siempre por personas que trabajan con medicina alternativa, los resultados son bastante confiables. Tales pruebas incluyen la kinesiología (análisis de prueba muscular), radiestesia o análisis de sangre con un microscopio de campo oscuro. A veces simplemente mirando la piel de una persona se puede deducir si tiene cándida. Cuando la piel está seca, roja, manchada, irritada, agrietada o decolorada, si tiene áreas que no sanan, presenta lunares o verrugas, o cuando haya comezón excesiva, es muy probable que la causa sea cándida. Estas alteraciones pueden aparecer en la cara, los brazos, el cuello, el cuero cabelludo, las manos o los pies. Por lo general no sanan ni cambian. También pueden aparecer en forma de hongos en las uñas de los pies o de las manos. Con medicamentos el hongo se elimina temporalmente, pero vuelve a regresar y ahora es más resistente. No habrá curación verdadera hasta que se restablezca el equilibrio en la flora intestinal, lo que se logra por lo general con cambios en la alimentación. En casos avanzados es probable que haya parásitos al mismo tiempo. Los síntomas de ambos son similares y difíciles de diferenciar al menos que sea por medio de energía. De acuerdo con los resultados entonces se administra el tratamiento apropiado, de preferencia de tipo natural.

Según el Dr. Simoncini, el cáncer **siempre** es un exceso de cándida y la sanación puede ocurrir solamente cuando se elimina el hongo. A pesar de que podemos vivir sin ciertos órganos, no quiere decir que no los necesitemos. Cada cirugía pone más estrés sobre los órganos restantes con la probabilidad de que en el futuro también empiecen a fallar.

La manera más efectiva para restaurar el equilibrio en nuestro sistema digestivo es a través de la alimentación en combinación con ciertas hierbas y probióticos. Cualquier cosa dulce, fermentada o con levadura debe ser estrictamente evitada. Alimentos como pan, pasteles, queso, refrescos, vino, vinagre, fruta dulce y alcohol aceleran la proliferación del hongo. La cándida no distingue entre azúcar buena y azúcar refinada.

Simplemente se alimenta de todo lo dulce. Frutas que se permiten sin causar daño son las manzanas, peras, papaya, kiwi, arándanos, frambuesas, fresas, ciruelas y lima o limones. ¡Nada de naranjas, uvas o toronjas! No se permiten los aderezos comerciales o kétchup, porque contienen vinagre y azúcar. A pesar de que el yogur y la fruta en general se consideran saludables, cuando hay cándida perpetúan el problema. Aparte del azúcar, el hongo ama el pan, pasteles, quesos y alcohol y estos "alimentos prohibidos" son los que se nos antojan más durante ese tiempo.

Es posible que uno sufra de candidiasis por diez, veinte o más años sin saberlo. El problema se ha extendido muchísimo en los EE.UU. debido al uso de antibióticos y otros medicamentos. Otras causas pueden ser las vacunas y los rayos X. Yo procuro pedir una revisión manual en el aeropuerto. Aunque los empleados de la TSA dicen que la radiación es mínima, vale la pena tomar precauciones. El peligro está precisamente en que uno no nota cambios inmediatos, pero más adelante pueden aparecer enfermedades más serias.

Con una dieta apropiada, especialmente evitando todo lo dulce, la cándida puede ser controlada, a veces en pocas semanas. Una vez que el hongo ha desaparecido, también desaparecen las ganas de comer dulces. La mayoría de los otros síntomas también desaparecen gradualmente. Uno empieza a perder peso sin esfuerzo, independientemente de la cantidad de comida ingerida. La energía vuelve. Uno duerme mejor y recupera su actitud positiva. En otras palabras: la salud regresa.

Para eliminar la cándida se recomienda comer verduras, proteínas y grasas. Igualmente se pueden comer nueces, papas, arroz, tortillas de maíz y pan hecho sin levadura. Hay que evitar la leche y sus derivados, lo mismo que todo tipo de vinagre y cosas fermentadas. Entre los productos animales el más recomendable es el pescado, puesto que contiene más minerales. También se puede comer pollo, pavo, carne de res y huevos, así como lentejas, aceites y semillas. Las dietas orientales que incluyen arroz, verduras y poca carne son ideales. Todas las verduras de hojas verdes alcalinizan la sangre y se encuentran entre los alimentos más curativos que hay. Se recomienda mucho tomar probióticos para restaurar el equilibrio en favor de la flora intestinal buena.

Otros suplementos excelentes son ajo fresco, plata coloidal, té de Pau d'Arco, extracto de semilla de toronja y de hojas de olivo. Lo más poderoso es el ajo fresco. Se recomienda ingerir por lo menos un diente diario. Puede ser picado y luego tragado con un vaso de agua y jugo de limón. El jugo de limón disminuye un poco el olor.

¿Como se sabe si uno está libre de cándida? En primer lugar, uno se siente diferente. Aumenta la energía, hay más claridad mental, uno duerme mejor, y pierde el exceso de peso sin esfuerzo, sin mencionar otras condiciones que mejoran o desaparecen por completo. El deseo de comer dulces disminuye. Se puede repetir la prueba de saliva con el vaso de agua y observar si aún se forman protuberancias.

Una vez que el hongo se ha eliminado, hay que reducir el consumo de proteína. Se pueden volver a comer todas las frutas y endulzantes naturales en moderación. También se puede comer pan integral, de preferencia tostado, queso (de cabra o de leche bronca es mejor) y ocasionalmente se puede tomar una copa de vino. Comer ajo en forma regular nos protege y nos llena de energía. Si "una manzana al día aleja al doctor", como dicen, ingerir un diente de ajo al día es probablemente más efectivo todavía para mantenerse alejado del consultorio.

Para mantenerte joven come arroz

En los países occidentales creemos que las mejores dietas deben incluir frutas, verduras, carne y algunos carbohidratos provenientes de pan, papas, arroz o pasta, y que es bueno evitar el azúcar y la sal.

Creemos que para mantenernos en forma hay que reducir el consumo de grasas y contar calorías. En los países asiáticos la gente valora más el concepto del equilibrio entre las energías de yin y yang. La mejor forma de alcanzarlo es por medio del arroz en la dieta. Ellos tienen miles de años comiendo arroz, junto con verduras, algunas plantas marinas y pescado. Quizás sean alimentos que ayuden a mantenernos jóvenes. Es un hecho que la gente de Asia tiene una vida más larga, hay menos personas obesas y su actitud mental tiende a ser más serena. El cáncer y las enfermedades cardiacas, que son las principales causas de muerte en los EE.UU. allí ocurren con menos frecuencia. Si es el arroz en la dieta lo que los mantiene en buen estado de salud es difícil de decir. Es posible que su genética ayuda y el hecho de que eviten alimentos que aceleran la aparición de enfermedades mortales y el envejecimiento prematuro. Entre ellos encontramos el azúcar refinada y todos sus substitutos. En Asia se consume menos proteína animal, casi nada de leche, ni de sus derivados, y usan menos alimentos empacados, grasas, pan con levadura y pastelería.

Si nos comparamos con personas de los países donde se consume arroz diariamente, es notable que aquellas personas se ven más esbeltas y jóvenes hasta una edad avanzada. Lo que es más, la mayoría conserva su cabello oscuro y su cara sin arrugas independientemente de la edad. Es probable que la alimentación tenga algo que ver con esto. En Japón, por ejemplo, tiempo atrás era difícil encontrar chocolate, productos lácteos o pastelería en las tiendas. Casi no había demanda por ellos. El arroz, las verduras y un poco de proteína animal mantienen a los nativos fuertes y saludables. Son alimentos que benefician a todos. Aunque lo dulce produce un bienestar temporal, le roba al cuerpo valiosos nutrientes y a la larga tiende a bajar el nivel de energía. Es causante de envejecimiento prematuro aparte de ser adictivo.

No me daba cuenta de mi propia adicción a los dulces hasta que visité Japón. Después de unos días de no poder encontrar chocolates, quesos, pan horneado o pasteles me sentí miserable. Siendo vegetariana en aquel tiempo, pensé que tenía una buena dieta que incluía mucha fruta y de vez en cuando algo dulce. Busqué algo apropiado para mi gusto y finalmente encontré una pequeña tienda de abarrotes donde tenían un pedazo de queso y unas galletas. Mi alegría duró poco porque el queso estaba viejo y las galletas sabían terrible. Aparentemente habían estado allí bastante tiempo. La gente de la región prefería arroz, verduras y pescado.

En algunas áreas de la India y de Japón hay otra razón por la que la gente come poca fruta y pocos alimentos refinados y es: su precio. En el pasado la fruta se consideraba un manjar, en parte por lo caro que era y por lo difícil de conseguir. La gente de bajos recursos no podía comprar mucha carne o frutas y se conservaban más saludables.

En 1990 el precio de un melón en Japón era de $300 dólares por pieza. Tomé una foto de un melón con su precio porque comparado con México, donde abunda la fruta y los melones en aquel tiempo costaban menos de un dólar cada uno, era un precio exorbitante. Investigaciones recientes parecen confirmar que la fruta no es un alimento tan saludable como se creía. Aparte de agua contiene bastante azúcar y muy pocos minerales. Tampoco el pan horneado y los pasteles hechos con levadura se cuentan entre los alimentos que promueven la buena salud. En muchas partes de Asia, África y América del Sur, la gente vive básicamente de arroz y come pan sin levadura. Prefieren pan aplanado como por ejemplo las tortillas de maíz en México, *chapati* en la India o las arepas de Sudamérica. No les causan molestias en el estómago. La Biblia* también menciona que en ciertas épocas del año es importante abstenerse del pan hecho con levadura.

Una de mis clientes mencionó que su suegra se veía sumamente joven a pesar de sus años y el hecho de que comía de todo. Le pregunté si había algo que comiera en especial para conservarse tan bien. La mujer reflexionó un poco y llegó a la conclusión de que su suegra comía arroz todos los días y ningún alimento con levadura. Quizás hay sabiduría en ello. La gente con cándida definitivamente se beneficia más con una dieta a base de arroz y verduras. Lo mejor para ellos es evitar el pan con levadura y lo dulce en todas sus formas, lo mismo que los derivados de la leche y alimentos fermentados.

Sakurazawa Nyoti, o George Ohsawa (1893–1966) como se le conocía en Occidente, fue fundador de las dietas macrobióticas. Introdujo un régimen que se consideraba extremadamente benéfico aun cuando otras dietas fallaran. Consideró el arroz integral, las verduras y la sal de mar sin refinar como alimentos perfectos para la salud y alcanzar la longevidad. Según sus estudios, el arroz tiene una proporción ideal de 5:1 entre potasio y sodio; opinó que por lo mismo comer arroz integral proporciona al cuerpo un equilibrio perfecto entre las energías de yin y yang. El arroz integral contiene fibra, algunos minerales y valiosas vitaminas del complejo B. El Sr. Ohsawa creía que, si uno vivía exclusivamente de arroz integral y té de hierbas por diez días, éste era tiempo suficiente para cambiar la química del cuerpo, puesto que la sangre se renueva a un paso de 300 millones de glóbulos por segundo. Es la décima parte de su cantidad total por día, lo que quiere decir que la sangre se renueva completamente en diez días.

También elogiaba las propiedades curativas de las verduras, que más adelante se pueden agregar al régimen y recomendaba que se evitaran completamente dulces, productos lácteos, levadura y fruta, con excepción de cerezas, manzanas y fresas en muy pequeñas cantidades. Creía en la necesidad de consumir sal de mar sin refinar por su contenido de minerales. Este tipo de dieta se llegó a conocer como macrobiótica. La palabra "macro" quiere decir grande y "bio" significa vida. Su dieta de arroz integral por diez días se hizo popular en los años sesenta, especialmente en los EE.UU. y Francia, donde George Ohsawa tenía muchos seguidores. A pesar de que más adelante su dieta fue criticada por falta de otros nutrientes, ayudó a mucha gente a recuperar la salud.

George Ohsawa estaba convencido de que su dieta de arroz integral, combinada con ejercicio diario, le regresó la vida después de haber sufrido una enfermedad "incurable" cuando era joven. El libro más famoso sobre su trabajo traducido al inglés, se llama *You are all Sampaku* (Todos están enfermos). Estaba convencido de que su famosa dieta de diez días con arroz integral era suficiente para corregir casi cualquier problema de salud.

La primera vez que oí de esta dieta era cuando estaba dando clases de *Hatha* yoga en el norte de México. Una de mis alumnas, una hermosa mujer de más de setenta años, la mencionó. A pesar de su edad, la señora era asombrosamente flexible y tenía el cutis de una persona joven. Observé cómo doblaba las piernas detrás de sus hombros en una de las posturas igual que yo, a pesar de que tenía casi cuarenta años más. Dijo que atribuía su apariencia y su flexibilidad a la dieta de arroz por diez días, que había seguido años atrás. Mencionó que con esta dieta perdió bastante peso y su cutis se hizo tan hermoso que llegó a ser la bella de las fiestas en su tiempo. Estaba dispuesta a compartir lo que recordaba de la dieta, de modo que yo también la pudiera probar.

Seguí la dieta por diez días, que no fue nada fácil porque recomendaba limitar la cantidad de líquido a solo dos tazas de té al día. Perdí tanto peso que hasta los zapatos me quedaban grandes. A pesar de que no es una de mis dietas favoritas, admito que mi cabello y mi piel se veían mucho mejor al terminar los diez días. Mi peso regresó a lo normal tan pronto como agregué más líquidos otra vez y me sentí con más energía. Mi concentración mejoró también. Usar arroz fermentado como GABA o remojar el arroz la noche anterior puede mejorar los resultados. El GABA (siglas de ácido gamma amino butírico) es un arroz de grano entero germinado. Se supone que es la forma más saludable del arroz. No tiene gluten y no causa alergias. El proceso de germinación aumenta la calidad de los nutrientes y activa las enzimas dormidas.

La dieta original tal como la recomienda el maestro Ohsawa, es como sigue:

Ponga a hervir una taza de arroz integral con dos tazas de agua y una cucharadita de sal de mar sin refinar. Después de cinco minutos se baja el fuego y se deja que el arroz se cueza a fuego lento aproximadamente una hora. Es la porción diaria. Los líquidos se permiten solamente en pequeñas cantidades, quizás dos o tres tazas de té verde o de hierbas al día.

Después de los diez días uno puede agregar verduras, caldos o un poco de proteína animal como pescado, aves o huevos a la dieta. Se deben evitar para siempre los derivados de la leche, el azúcar y el pan con levadura. Los efectos sobre el cabello, la piel y el peso son muy notables incluso antes de que terminen los diez días. Algunas de mis amigas probaron la dieta por siete a diez días y les encantaron los beneficios. También comentaron que era algo difícil de seguir por la falta de líquidos. Mi recomendación sería la de implementar algunos cambios, como tomar más té, especialmente si uno vive en un clima cálido.

- Alternar el arroz integral con jugo de zanahoria o té de hierbas en cantidades deseadas.
- Cuando se apetece algo diferente, comer manzanas entre las porciones de arroz.
- Agregar semillas de chía y aumentar la cantidad de té ayuda a la digestión. El arroz tiende a causar estreñimiento en algunas personas.

Desde luego son variaciones de la dieta original, pero aun así surte grandes beneficios y es un poco más fácil seguirla. Probablemente la clave está en la simplicidad. Es asombroso lo que tomar té verde y comer arroz pueden hacer por el cutis.

En una ocasión visité un restaurante de comida china con una amiga. El mesero lucía un cutis divino. Era de color rosa sin manchas o arrugas, ni siquiera alrededor de los ojos. Después de algunos viajes al buffet, mi amiga y yo discutimos si sería bueno atrevernos a preguntarle al mesero sobre el secreto de su piel tan hermosa. Siendo hombre, seguramente no usaba cremas. Tenía que ser otra cosa. Finalmente nos animamos a preguntarle. A lo mejor hasta se sentía halagado por nuestra curiosidad. Estuvo muy dispuesto a platicar con nosotras. Sonriendo dijo que no era nada especial. Desde que empezó a trabajar en el restaurante comía cada día arroz y verduras en el buffet y tomaba té verde, mucho té verde. Le preguntamos cuánto té verde, a lo que contestó que mucho, quizás unas veinte tazas al día. Se estaba refiriendo a las tacitas chinas, que son más pequeñas que las normales y serían el equivalente de diez o doce tazas regulares.

Otra forma de comer arroz y verduras es en forma de *kitchari*, como se llama en la India. El *kitchari* es una sabrosa mezcla de arroz y verduras con varias especias. Hay diferentes maneras de prepararlo. Una de ellas es cociendo arroz integral o arroz *basmati* por veinte a treinta minutos. Luego se agregan frijoles *mung* y verduras al gusto como chícharos, zanahorias, apio, ejotes, brócoli y coliflor. Se cuece todo junto por otros diez minutos. Si uno quiere, puede agregar *ghee* (mantequilla clarificada) o aceite de coco y especias como coriandro, comino, cúrcuma, cilantro fresco y sal de mar. Algunos practicantes de ayurveda están convencidos de que el *kitchari* ayuda a sanar cualquier enfermedad si se le come el tiempo suficiente.

Se pueden agregar semillas de chía o de cáñamo al guisado, dándole beneficios adicionales. La semilla de chía era muy usada por los aztecas y los mayas en México. Dicen que tiene beneficios medicinales y que es una poderosa fuente de nutrientes. La chía actúa cómo laxante suave, lo que es muy conveniente cuando se mezcla con el arroz. Las minúsculas semillas tienen ácido alfa linoléico (ALA), calcio, hierro, magnesio, un poco de proteína y grasas saludables. Las semillas de cáñamo tienen beneficios similares. El dueño de una compañía de semillas de cáñamo descascarado recuerda que en 1995 él pesaba más de 300 libras. No tenía buena salud y se sentía infeliz. Los alimentos a base de cáñamo cambiaron su vida. No solo perdió peso, sino que sintió energía suficiente para subir a una montaña por primera vez en su vida. Convencido de los beneficios inició su propia compañía, tratando de ayudar a otros para que experimentaran cambios similares.

Tomando en cuenta que el 75 por ciento de la población mundial, especialmente en los países asiáticos, come arroz diariamente y se ven maravillosamente bien aún hasta una edad avanzada, es posible que el arroz tenga propiedades rejuvenecedoras. Para compensar la falta de nutrientes se pueden agregar verduras y proteínas y la sal de mar con sus minerales. Esto también mejora el sabor. La experiencia muestra que las personas que comen arroz como base de su alimentación se mantienen con un aspecto joven toda su vida.

El ayuno como fuente de la juventud

Cada vez que comemos, el cuerpo utiliza una gran parte de su energía en el proceso de la digestión. Cuanto menos comemos, más energía queda disponible para reparar y rejuvenecer los tejidos. El método más poderoso para sanar es el de temporalmente no comer nada, o sea ayunar. Dicen que si algo tiene remedio es por medio del ayuno. Durante ese tiempo el cuerpo produce HGH, la hormona del crecimiento humano. Es la que nos da flexibilidad, más energía y nos hace vernos y sentirnos como cuando estábamos más jóvenes. Las células viejas, débiles y enfermizas son removidas del cuerpo y reemplazadas por tejido nuevo. El ayuno es un poderosísimo medio para alargar la vida y hasta cierto punto ayuda a recuperar la juventud perdida. Todas las religiones lo recomiendan. Aparte de traer mejorías físicas nos beneficia espiritualmente. La Biblia* menciona el ayuno más de setenta veces. Se ha llegado a llamar "el cirujano sin bisturí".

Hay varias maneras de ayunar. La más drástica es tomar agua solamente. Uno no consume nada aparte de agua. Una variante es el ayuno en seco donde uno no come ningún alimento, ni agua. Son pocos los seguidores en el mundo que viven exclusivamente de energía cósmica. Probablemente es algo que no se puede sostener por mucho tiempo, al menos que uno literalmente quiera "hacerse uno con la tierra". Nosotros queremos vivir el máximo de tiempo y en la mejor forma posible. Aparte hay ayunos con jugos, que se explican por sí mismos. También se llama ayuno cuando uno come fruta o verduras crudas solamente o se abstiene de ciertos alimentos como por ejemplo la carne o los dulces. Es lo que hacen muchos cristianos durante el tiempo de cuaresma.

Si alguna vez has omitido una comida, sabes que no es fácil. Llevar a cabo un ayuno o semiayuno requiere disciplina. Quizás recuerdes el hambre que tenías al principio de una dieta especial. Durante este tiempo el cuerpo elimina toxinas. Se puede sentir cansancio, falta de energía, mal aliento o dolores de cabeza. Uno puede tener la sensación de aburrimiento o sentirse irritable. El efecto del proceso se puede comparar con una limpieza de la casa. Aunque no es fácil, tiene muchísimos beneficios. Cuando estamos en compañía de amistades es más difícil todavía resistir las tentaciones. Por lo tanto, es mejor estar uno solo. Si es la primera vez que haces un ayuno de varios días existe el temor a lo desconocido. Uno no sabe qué reacciones va a tener el cuerpo.

Si decides vivir de agua solamente, la cuestión de morir de hambre puede cruzar tu mente, aunque más personas han muerto por exceso de comida que por no comer, pero uno nunca sabe. La mejor forma es empezar lentamente. Se puede omitir una comida al día o substituirla por fruta. Más adelante puedes tratar de comer solo fruta por un día entero. Viendo que sigues con vida y que cada vez que comes menos te sientes mejor, puedes intentar un ayuno corto sin comer nada sólido.

Hay personas que no tienen hambre. Cada persona es diferente. Mi experiencia ha sido la de tener hambre, sobre todo los primeros dos días, a veces aburrimiento y energía baja. Una alternativa es la de tomar jugos recién hechos en lugar de agua. Así recibimos nutrientes de alta calidad, enzimas y un poco de fibra. Otra posibilidad es la de temporalmente evitar grasas, proteína y dulces, aunque no es un ayuno propiamente dicho.

En su documental *"Fat, Sick and Nearly Dead"* (Gordo, enfermo y casi muerto), Joe Cross describe su odisea hacia la salud cuando vivió exclusivamente de jugos de frutas y verduras por dos meses. Joe se convirtió en una inspiración para otros debido a los resultados tan espectaculares que obtuvo. Empezó con un peso de 420 libras. En aquel entonces tenía tantos problemas de salud que su médico le dijo que no iba a vivir por mucho tiempo al menos que cambiara sus hábitos alimenticios. Bajo supervisión médica perdió alrededor de 100 libras. Siguió con su dieta especial y ahora se ve atlético, radiante y rebosante de salud. En combinación con la dieta de jugos Joe caminaba todos los días y hacía ejercicio. Aún continúa con los jugos frescos. Hoy se siente y se ve mucho más joven que cuando empezó. Ha escrito varios libros sobre los beneficios del consumo de jugos naturales.

La mayoría de la gente no sufrimos a tal grado que nuestra vida esté en peligro. Tenemos problemas menores y quizás señas de envejecimiento. Se pueden eliminar con ayunos o semiayunos. Entre ellos se encuentran el exceso de peso, problemas de los ojos, falta de memoria, arrugas prematuras, eczemas, manchas de la piel, falta de libido, hongos en las uñas, rigidez de las articulaciones, depresión y falta de energía, por mencionar algunos. Muchos de estos síntomas son tan comunes que se consideran como parte normal de la vida. Casi todos son reversibles si estamos dispuestos a poner de nuestra parte. La Biblia* (Deut. 34.7) dice que Moisés tenía ciento veinte años cuando murió y que sus ojos no estaban turbios ni perdió su vigor. En otras palabras, se encontraba en buen estado de salud hasta el último momento de su vida. Moisés ayunó por cuarenta días. También podemos suponer que en aquellos tiempos la gente comía menos, que el aire estaba más puro y en general estaban más sanos. En ninguna parte indica que hicieran tres comidas al día. Quizás a veces eran solo dos o una. Tanto en aquel entonces como hoy, hay gente que cree en los beneficios del ayuno. Lo practican o comen muy poco, manteniéndose con más vitalidad que quienes continuamente sienten la necesidad de ingerir algo.

El autor y productor de películas Markus Rothkranz y su igualmente atractiva pareja Cara Brotman son prueba de ello. Markus a los 56 años de edad se ve más joven que veinte o treinta años atrás. Relata que en un tiempo vivió por cuarenta días en el desierto sin comer nada y cambió su vida. Los dos, Markus y Cara, siguen una dieta de alimentos crudos alternando con semiayunos y ejercicio.

El ayuno sigue siendo el remedio número uno para rejuvenecer y auto curarse, no importa cuál sea el problema. Hasta las adicciones son más fáciles de vencer después de un ayuno. Y si no es un ayuno total, una alternativa con excelentes beneficios es la costumbre de comer solamente una vez al día. Elijah Muhammad (1897–1975), un líder religioso del islam en los EE.UU., se consideró como mensajero directo del Profeta Mahoma. En su libro *How to Eat to Live* (Cómo comer para vivir) repite una y otra vez la importancia de comer solamente una vez cada veinticuatro horas. Lo recomienda como la mejor forma de mantenerse sano o, si hace falta, recuperar una salud excelente. Él y sus seguidores tenían un centro religioso en Arizona. Las personas que los conocieron afirman que todos se veían jóvenes y bellos. Aunque pretendieron que con este plan de alimentación podían vivir alrededor de quinientos años, no tuvieron la oportunidad de comprobarlo.

Los yoguis auténticos, conocidos por su equilibrio espiritual, su buena salud, sabiduría y longevidad, también ayunan periódicamente. Comer poco o abstenerse temporalmente de alimentos por completo puede prolongar la vida, dar más claridad mental y aumentar la vitalidad. A veces no es hasta una edad más avanzada cuando alcanzamos la plenitud del éxito. Al dejar el planeta antes de tiempo perderíamos oportunidades importantes para realizar nuestros sueños. Algunos actores famosos, artistas, científicos, políticos y gente del mundo comercial son prueba de lo que se puede lograr en la madurez. Entre ellos están Pablo Picasso, Miguel Ángel, Pablo Casals, y Giuseppe Verdi. El Canciller alemán Konrad Adenauer (1876–1967) vivió una vida larga y sencilla, atendiendo sus rosales como pasatiempo. Era conocido por su frugalidad. Adenauer sirvió de Canciller tantos años que la gente hacia bromas al respecto. Dicen que cuando tenía más de noventa años, preguntó a su bisnieto qué profesión quería tener cuando fuera adulto. Cuando el pequeño le contesto: "Canciller, abuelito, como tú", Adenauer dijo que esto no era posible porque él pensaba seguir de Canciller aun muchos años más.

No todas las personas con una vida larga y activa son conocidas por sus ayunos, aunque muchos viven una vida frugal. Una de ellas es Fauja Singh. En abril de 2012 corrió un maratón en Londres a la edad de 101 años. Era su octavo maratón y terminó las veintiséis millas en siete horas y cuarenta y nueve minutos. Se convirtió en el hombre más anciano mental y físicamente capaz para correr un maratón. Fauja Singh empezó a entrenarse para correr después de pasar los ochenta años. La mayoría de la gente, si aún viven a los 100 años, probablemente están deshabilitados o yacen en un lugar para ancianos. Impresionados con la condición física tan excepcional de Fauja Singh, los reporteros le preguntaron al final del maratón cuál era su secreto. Con la ayuda de un intérprete contestó que lo atribuía a la sencillez de su estilo de vida. Dijo que no había ningún secreto, que él no tomaba medicamentos y que nunca había tenido ninguna cirugía. Dijo que solo comía porciones pequeñas, como las de un niño y que tomaba bastante té. Afirmó que para él era importante llevar una vida tranquila, lo mismo que una actitud positiva. Las personas que lo vieron correr dijeron que estaba sonriendo todo el tiempo.

Otro hombre que atribuye su transformación al ayuno es un hombre que vive en una celda en la prisión. Dieciocho años atrás cometió un crimen bajo la influencia de alcohol. Cuando entró en la prisión, sufrió problemas serios de salud. Estando en la cárcel empezó una época de transformación, tanto física como espiritual y mental. Empezó a meditar frecuentemente y leyó libros sobre la vida y las enseñanzas de grandes maestros espirituales. Ahora, a la edad de cincuenta y ocho años, se encuentra sano. Sus visitantes dicen que se ve tan joven como si tuviera treinta y cinco o cuarenta años.

Cuando le preguntan cómo ocurrieron estos cambios, dice que cree que probablemente los ayunos contribuyeron a su transformación más que ninguna otra cosa. Empezó con un día por semana y luego cambió a cinco días consecutivos de agua al principio de cada mes. Otros factores que ayudaron pueden haber sido su práctica de la meditación y el trabajo físico en los campos. Cuando inquirieron cuáles eran sus problemas de salud anteriores, dijo que toda su vida había tenido problemas con el alcohol y que su alma estaba dormida. Cuando llegó a la prisión de los EE.UU. detectaron serios daños en su hígado. Todo su cuerpo estaba intoxicado. A veces pensaba que tenía cáncer por lo mal que se sentía. Le dolían todos sus huesos. Se sentía mareado, tenía alta presión, arritmia y diversos otros malestares. Recuerda que le dolían los riñones y la parte baja de la espalda, y que sus pies y rodillas estaban hinchados. Sus pensamientos tampoco eran de naturaleza positiva. A veces se sentía tan miserable que consideraba suicidarse. Sin embargo, algo dentro de él nunca lo abandonó y empezó a guiarle hacia su mayor bien. Con todo su dolor físico y la tormenta mental empezó a ayunar. Gradualmente su cuerpo empezó a desintoxicarse. Trató de ver lo positivo en su situación, hasta en los tiempos de profunda depresión.

Continuó con los ayunos y notó más mejorías. Poco a poco conquistó las enfermedades y logró rejuvenecerse físicamente. Ahora todo le parece secundario con excepción de su relación con Dios. Está muy agradecido por los cambios que ha experimentado y dice que nunca se ha sentido mejor, ni siquiera cuando vivía con su esposa y sus hijos. En aquel entonces tenía su propia casa y su profesión de arquitecto. Hoy está convencido de que Dios no abandona a nadie, que solo nos guía con amor a cumplir nuestro destino.

Este hombre se ha convertido en un ejemplo para sus compañeros de la cárcel. A pesar de las restricciones físicas comparte una alegría indescriptible. Se siente bendecido y agradecido por el despertar espiritual que ha sentido. El trabajo duro en los campos lo ve como una oportunidad para ejercitar el cuerpo. La restricción física para él es una oportunidad para meditar y reflexionar sobre su relación con Dios. Sus días de ayuno le permiten purificarse en todos los niveles. Las simples comidas de arroz o frijoles las ve como un regalo de Dios que contribuyen a su bienestar. Sin estar consciente, creo que gradualmente se ha convertido en un santo. Por medio de sus propios esfuerzos, principalmente por medio de ayunos y lecturas, aprovechó el tiempo para acercarse a Dios.

Muchos de nosotros, que vivimos en libertad, nos quejamos del calor o del frio, de los intereses bancarios, del comportamiento de los demás, de los precios de la gasolina y otras cosas. Sufrimos porque no estamos conformes con lo que está pasando. Sin embargo, podemos aceptar las cosas tal como son o intentar cambiarlas poco a poco. Para mí, mi amigo en la cárcel vive una vida ejemplar por la forma como maneja su situación. Nunca se queja. A pesar de sus recursos limitados y su confinamiento está lleno de alegría, agradeciendo a Dios poder estar cerca de Él, por haberle enseñando un camino para regresar a casa.

La dieta y las Escrituras

La mayoría de la gente usamos los años de juventud para estudiar y ganar dinero, a veces a costa de nuestra salud. Más adelante, usamos el dinero para recuperar la salud. La segunda parte de la vida puede ser la más importante. Hemos adquirido más conocimientos, más experiencia y sabiduría y el poder de alcanzar nuestras metas más importantes. Probablemente hemos formado una familia, tenemos casa propia y a través del tiempo hemos adquirido experiencia profesional. Puede ser un tiempo maravilloso para disfrutar de la vida, siempre que nuestro estado de salud lo permita. Podemos empezar un pasatiempo nuevo, viajar, estudiar o seguir otros intereses. La clave está en mantenerse saludable. Hay tantas oportunidades para adquirir conocimientos al respecto, sobre todo a través del internet. No olvidemos que los consejos más valiosos que han pasado la prueba del tiempo vienen de las Sagradas Escrituras.

Esas sugerencias están vigentes hoy cómo cuando fueron escritas hace miles de años. El cuerpo humano sigue siendo el mismo y está diseñado tan maravillosamente que se purifica y regenera por sí mismo, al menos que dejemos pasar demasiado tiempo y los síntomas lleguen a ser irreversibles. Dios quiere que estemos sanos. Nuestro bienestar no depende del dinero o de la inteligencia, ni es un secreto que solo se revela a unos cuantos elegidos. Mientras sigamos las leyes de la naturaleza podremos mantenernos sanos hasta el final de nuestra vida. A veces no es fácil, especialmente con las tentaciones que se nos presentan.

Aun poniéndonos en manos de profesionales para la salud, tenemos que poner mucho de nuestra parte. Lo principal es adquirir algunos conocimientos sobre el tema. Las oportunidades no faltan. Simplemente al observar a los animales salvajes tenemos un buen ejemplo. Ellos viven con sencillez. Se mantienen en excelente condición toda la vida. Hay gracia, belleza, y perfección como no los encontramos en los seres humanos. Ellos saben instintivamente lo que tienen que comer, cuándo y en qué cantidad. Además, hacen ejercicio. Unos corren, otros vuelan, otros nadan. Ninguno tiene los malestares que sufrimos los seres humanos. Calvicie, granos, dientes cariados, varices, dificultad para respirar, falta de sueño, miopía, problemas de peso o rigidez en las articulaciones, todos ellos les son desconocidos. Los animales conservan sus dientes, sus colores, su forma, su vista, oído y flexibilidad casi hasta el final. Nosotros los humanos también fuimos creados perfectos, pero a menudo nos vencen las tentaciones. A pesar de que debemos ser más sensatos, no hacemos lo que nos beneficia, especialmente cuando se trata de comida.

Los animales salvajes escogen alimentos simples. Algunas especies comen pasto y hojas, otras fruta o granos, otras son carnívoras. De bebida toman agua y, una vez que su apetito está satisfecho, dejan de comer. Cuando están enfermos no tocan alimento alguno hasta que la salud regrese. Tanto ellos como nosotros podemos sobrevivir por largo tiempo sin comida. Los osos polares, por ejemplo, durante el tiempo de hibernación, que a veces dura hasta seis meses, no comen nada. Sin embargo, en la primavera se ven gorditos y fuertes. Por otra parte, algunas personas entran en pánico con solo pensar que no van a comer por un día. A veces se sienten irritables cuando no tienen su café en la mañana. Vivimos en oposición a las leyes de la naturaleza en lugar de seguirlas. A veces es sorprendente cuánto abuso puede tolerar el cuerpo antes de enfermarse.

Aunque los animales pertenecen a una especie menos evolucionada, podemos aprender de ellos. Aparte tenemos las Sagradas Escrituras. Nos guían para gozar de una vida larga y saludable. Siendo hijos de Dios, todo está a nuestro alcance. Es Su plan proporcionarnos una vida maravillosa para alabarlo con gratitud.

El Génesis 1:29 de la Biblia* especifica cual es la comida más apropiada para nosotros. Dice Dios: "He aquí os he dado toda planta que da semilla que está sobre toda la tierra y todo árbol en que hay fruto y que da semilla; os serán para comer". De acuerdo con estas palabras una dieta de fruta, verduras, granos, semillas y hierbas es la más apropiada. Es una dieta que hasta en tiempos modernos es recomendada para promover la salud y la longevidad. El médico griego Hipócrates (460 – 372 AC) hizo énfasis en la importancia de los alimentos naturales. Sus famosas palabras: "Que tu alimento sea tu medicina, y tu medicina tu único alimento" siguen estando vigentes hasta la fecha. Los médicos hacen el "Juramento de Hipócrates" antes de iniciar su carrera, que menciona antes que nada no hacer daño al paciente. Aunque bien intencionados, muchos de los procedimientos actuales tienen efectos secundarios, a veces con consecuencias nocivas. Hipócrates aconsejaba comer únicamente alimentos que contribuyeran a nuestro bienestar.

Los yoguis de la India estudian los Vedas, libros sagrados de los hindúes. Siguiendo sus consejos, muchos de ellos se mantienen jóvenes hasta una edad avanzada. A pesar de que las posturas de yoga benefician la salud, la meta principal de las prácticas es lograr una vida larga y de calidad para servir a la humanidad. Los yoguis consideran su cuerpo como el templo de Dios. Lo cuidan con dieta, ayunos, cánticos, respiraciones profundas, la práctica de ciertas posturas y a través de la meditación. Como resultado algunos de ellos se ven como si no tuvieran más de treinta años cuando en realidad tienen más de cien.

Los Vedas se originaron hace unos cinco mil años. Su sabiduría es parte de otras religiones también. Según sus enseñanzas, el alimento se clasificaba en tres categorías: *sattvika, rajasika* y *tamasika. Sattvika* quiere decir superior o excelente y consiste en alimentos que mantienen el cuerpo fuerte y sano, promoviendo longevidad, inteligencia, felicidad, y gozo. Es una dieta que consiste principalmente en fruta, verduras, leche y productos lácteos (probablemente leche bronca) y recomienda mantequilla, nueces y granos. Tales alimentos son aconsejados para personas que deseen seguir el camino del yoga (unión con Dios) y para quienes desean un estado de salud superior.

Los alimentos *rajasika*, o sea, de calidad mediana o estimulantes, incluyen aquellos que son amargos, ácidos, salados, muy calientes, picosos, secos o que causan ardor. Es el tipo de comida que ha sido cocinada con muchas especias y que es tentadora para el paladar. Aquí encontramos carne, pescado, huevos, alcohol y substancias similares. Una dieta *rajasika* aumenta las pasiones animales y a la larga causa disturbios en nuestro sistema nervioso y la circulación. La dieta de hoy en día que se conoce como balanceada no es otra cosa que una dieta *rajasika*.

La tercera clase de alimento es *tamasika*, lo que quiere decir inferior o impura. Incluye alimentos que están medio cocidos, sin sabor, descompuestos, podridos, muy maduros o sucios. Tal comida convierte a la persona en torpe y perezosa.

Los alimentos de la categoría más elevada en combinación con ejercicios, ayunos ocasionales, aplicaciones de agua, barro, luz, masajes, el uso de piedras preciosas, ciertos sonidos, fragancias y colores se conocen bajo el nombre de Ayurveda o Ciencia de la Vida. Es un arte antiguo de sanación a través de la purificación interna, que en última instancia lleva al rejuvenecimiento. Aparte de seguir una dieta vegetariana los yoguis practican otras disciplinas, como

- no comer demasiado y masticar bien la comida, especialmente los almidones;
- ingerir los alimentos a temperatura ambiente, ni muy calientes ni muy fríos. Ambos dañan al aparato digestivo;
- hacer ayunos esporádicos para la purificación interna o cuando nos encontramos bajo estrés cuando el cuerpo no produce hormonas y enzimas suficientes para una buena digestión;
- El proceso de cocinar, enlatar y preservar destruye vitaminas, enzimas y otros ingredientes vitales. Los aditivos químicos, hormonas, pesticidas, y antibióticos caen en la misma categoría y deben evitarse;
- Los yoguis sugieren no fumar, puesto que cada cigarro neutraliza aproximadamente 23 miligramos de Vitamina C;
- Y evitar el alcohol porque tiene efectos nocivos sobre las glándulas y el sistema nervioso.

En cada situación hay algo positivo. Cualquier dolor u obstáculo encierra una valiosa lección. Si no vemos la solución con claridad, podemos pedir ayuda. Dios nos escucha y en contestación nos manda sus ángeles en forma humana o invisible. La respuesta puede venir a través de un pensamiento, un libro, una persona o por medio de circunstancias inesperadas. Nos habla de muchas formas y rara vez es con una voz audible.

Todas las escrituras tienen algo valioso que ofrecer. Entre ellos la Biblia* nos guía en situaciones de la vida diaria, incluyendo en lo que se refiere a la dieta. La historia más conocida sobre los beneficios de una alimentación benéfica la podemos encontrar en el libro de Daniel 1, versículos 3-6 y 8-20. Allí dice que "el rey Nabucodonosor de Babilonia dijo al jefe de sus eunucos que trajese de los hijos de Israel muchachos en quienes no hubiese tacha alguna, de buen parecer, enseñados en toda sabiduría, sabios en ciencia y de buen entendimiento, e idóneos para estar en el palacio del rey, y que les enseñase las letras y la lengua de los caldeos.

Y les señaló el rey ración para cada día, de la provisión de la comida del rey, y del vino que él bebía; y que los criase tres años, para que al fin de ellos se presentasen delante del rey. Entre éstos estaban Daniel, Ananías, Misael y Azarías, de los hijos de Judá.

Y Daniel propuso en su corazón no contaminarse con la porción de la comida del rey, ni con el vino que él bebía; pidió, por tanto, al jefe de los eunucos que no se le obligase a contaminarse. Y puso Dios a Daniel en gracia y en buena voluntad con el jefe de los eunucos; y dijo el jefe de los eunucos a Daniel: Temo a mi señor el rey, que señaló vuestra comida y vuestra bebida; pues luego que él vea vuestros rostros más pálidos que los de los muchachos que son semejantes a vosotros, condenareis para el rey mi cabeza.

Entonces dijo Daniel: Ruego que hagas la prueba con tus siervos por diez días, y nos den legumbres a comer, y agua a beber. Compara luego nuestros rostros con los rostros de los muchachos que comen de la ración de la comida del rey, y haz después con tus siervos según veas. Consintió, pues, con ellos en esto, y probó con ellos diez días. Y al cabo de los diez días pareció el rostro de ellos mejor y más robusto que el de los otros muchachos que comían de la porción de la comida del rey.

Así, pues, el encargado se llevaba la porción de la comida de ellos y el vino que habían de beber y les daba legumbres. A estos cuatro muchachos Dios les dio conocimiento e inteligencia en todas las letras y ciencias; y Daniel tuvo entendimiento en toda visión y sueños. Pasados, pues, los días al fin de los cuales había dicho el rey que los trajesen, el jefe de los eunucos los trajo delante de Nabucodonosor. Y el rey habló con ellos, y no fueron hallados entre todos ellos otros como Daniel, Ananías, Misael y Azarías; así, pues, estuvieron delante del rey. En todo asunto de sabiduría e inteligencia que el rey les consultó, los halló diez veces mejores que todos los magos y astrólogos que había en todo su reino".

En el caso de Daniel y sus amigos vemos que una dieta vegana, aparte de promover salud y belleza física, también es capaz de aumentar la claridad mental y darnos inteligencia superior.

Independientemente de si escogemos comer carne, verduras o ambos, nuestro alimento debe de ser lo más natural posible, sin procesarlo mucho y sin aditivos dañinos. Cuando nos alejamos de las leyes divinas nos enfermamos. Tenemos la tendencia a culpar nuestros problemas a algún microbio malicioso u otras fuentes externas. Esperamos que el médico entonces nos ayude con pastillas, inyecciones o cirugía. Sin embargo, somos nosotros los que creamos los problemas y depende de nosotros asumir la responsabilidad y hacer cambios para bien.

La dieta recomendada originalmente en las escrituras era vegetariana, aunque nunca fue popular con las multitudes. En la tradición Judeo-Cristiana, igual que en otras religiones, eventualmente permitieron ciertos tipos de carne. Los musulmanes comen fruta, verduras, granos, pescado y algo de carne. Solo la carne de puerco y el alcohol están prohibidos para ellos.

Mazdaznan, una ideología que tuvo su origen en Persia antes de su conversión al islam y que fue puesta en práctica por Zoroastro, también hace énfasis en la importancia de una dieta vegetariana. Uno de sus seguidores, el Dr. Otoman Zar'Adusht Ha'nish (1844–1936), no solo seguía una dieta estrictamente vegetariana, sino que ayunó muchas veces cuarenta días o más. A la edad de sesenta años su rostro estaba aún bien definido, firme y dulce, tal como el de un hombre mucho más joven. En otra fotografía, tomada en Berlín, Alemania, en 1932, el Dr. O'Hanish se ve como un hombre de unos setenta años, caminando con la espalda recta y erguida. Aunque no se sabe la fecha exacta, se cree que el Dr. O'Hanish nació en 1820, lo que significa que tenía más de cien años en aquel entonces.

Hoy la mayoría de la gente está acostumbrada a comer carne, aunque hay personas que siguen una dieta vegetariana o vegana con resultados excelentes. Otros se sienten bien comiendo carne o una dieta mixta. De hecho, la mayoría de las personas que viven más tiempo incluyen carne o pescado. Jesús mismo, nuestro Maestro, no era vegetariano. Comía pescado y bebía vino. Parece que la cantidad y la frecuencia de los alimentos son igualmente importantes.

Comer menos siempre lleva a una salud superior, principalmente si es en combinación con ejercicio o trabajo al aire libre. La gente de bajos recursos en general goza de mejor salud. Por naturaleza tienen que moverse más y a veces no les alcanza el dinero para hacer más de una comida al día. También influye mucho todo lo que consumimos de más.

Cualquier cosa que pongamos en nuestro sistema tiene sus consecuencias. El número de comidas al día tiene mucho que ver. ¿A qué horas comemos? ¿Tomamos medicamentos químicos? ¿Hacemos algún ejercicio? ¿Cuál es la calidad del aire que respiramos y del agua que bebemos? No hay que olvidar el apoyo de la familia.

Para alcanzar bienestar necesitamos paz interna. A pesar de que nuestro alimento debe de ser sencillo y lo más natural posible, tenemos otras necesidades. Como ejercicio, caminar diariamente unos minutos al aire libre es de los mejores. Una buena dieta es parte de nuestro bienestar. Hay que estar en paz con uno mismo, ser honesto en nuestros tratos con los demás, pagar lo que se debe y si es posible, leer las Sagradas Escrituras para guía e inspiración.

Las hojas verdes y los minerales

Los minerales son electrolitos, substancias minúsculas en forma iónica que trasmiten energía eléctrica dentro de nuestro cuerpo. La energía electromagnética determina el buen funcionamiento de los órganos y del sistema nervioso. Son de vital importancia. Las hojas verdes contienen prácticamente toda la nutrición que necesitamos, incluyendo la mayoría de los macrominerales. Las frutas y verduras crudas además contienen valiosas enzimas y lo que se puede llamar agua "viva", sin olvidar los efectos adicionales de color y fragancia.

El verde es el color predominante en la naturaleza. Las verduras de hoja verde, así como ciertas hierbas, son probablemente el alimento más sanador que hay. Algunos animales viven exclusivamente de hojas verdes. El ser humano se beneficia de la misma manera si incluye una ensalada o licuados verdes en su alimentación. ¿La razón? Lo verde es energía solar convertida en clorofila. Nos da minerales orgánicos, vitaminas, fibra, proteína y otras substancias en optimas combinaciones.

Los minerales son tan importantes porque están involucrados en casi todas las funciones del cuerpo. La mayoría de los naturistas opinan que deben ser orgánicos.

La absorción es la clave, porque no es lo que ingerimos lo que cuenta sino más bien el efecto que tienen dentro del organismo. Se pueden sufrir deficiencias a pesar de ingerir grandes cantidades de comida. A veces estas deficiencias son causadas por la presencia de parásitos y hongos. Les encanta vivir de vitaminas y minerales cuya falta puede quedar sin detectar por años. Cuando una persona sufre de malestares, siempre hay que corregir la causa primero. Una vez que hay parásitos en el cuerpo, algunos de ellos se reproducen rápidamente poniendo miles de huevecillos al día. Los hongos son más peligrosos todavía. Son capaces de sofocar células y órganos sanos con la consecuencia de que empiecen a funcionar mal. La proliferación de hongos como cándida es la causa de enfermedades degenerativas, algunas de las cuales matan. Debemos de mantener nuestro sistema inmunológico fuerte, principalmente con minerales orgánicos.

Los minerales se necesitan para reparar tejidos dañados y débiles. Linus Pauling (1901–1998), quien recibió el Premio Nobel de química en 1954, dijo que **toda** enfermedad se debe a una deficiencia de minerales. ¿Cómo es posible que, en los Estados Unidos de Norteamérica, una de las naciones más prósperas en el mundo y donde hay comida en abundancia haya tanta gente que sufre de deficiencias? La respuesta es simple: la mayoría solo consume calorías vacías, o sea alimentos sin valor nutritivo, desprovistos de minerales. La comida chatarra puede verse apetitosa y hasta tener buen sabor, pero carece totalmente de valor alimenticio.

Muchas compañías agregan químicos a su "alimento" con el objeto de despertar el apetito y ahorrar dinero al mismo tiempo. Lo que parece ser un delicioso jugo de fruta simplemente puede ser agua de color con endulzantes químicos y sabor artificial. Una cajita de gelatina sabor "fresas con crema" puede hacernos agua en la boca, pero es poco probable que contenga fresas o crema. Lo que llamamos "pan" a veces tiene una consistencia de algodón. Le han removido todos los ingredientes originales.

Uno de mis clientes de México trabajaba en una fábrica en donde hacían pan. Le mencioné que había intentado hornear mi propio pan integral pero que el resultado no había sido satisfactorio. La masa no subía y después de hornear el pan estaba tan duro como una piedra. Suponiendo que este señor sabría cómo remediar el problema, le pregunté si había una mejor manera. Me dijo que en la fábrica donde trabajaba nunca había visto ni harina ni granos enteros de cereales. Lo que había observado era que vertían un líquido con ciertos químicos en los moldes y que no tenía idea qué contenían. Definitivamente no eran granos enteros. Hoy en día muchos consumidores son más conscientes. Antes de comprar leen las etiquetas de los ingredientes, tanto del pan como de otros productos empacados. Sin embargo, debido a la situación económica, mucha gente aún opta por comprar el producto más barato.

El envejecimiento prematuro, el cansancio, la falta de memoria, las actitudes mentales negativas y algunas enfermedades que antes ni se conocían, en parte se deben a la falta de minerales. Como cada vez se utilizan más fertilizantes químicos para levantar más de una cosecha al año, la tierra carece de minerales y nuestro alimento también. Han aparecido malestares nuevos sin que haya una cura. Si queremos tener salud, necesitamos examinar lo que comemos y no ver a las cirugías o a los medicamentos como la primera opción. Nuestro sistema inmunológico se regenera con la ayuda de los alimentos apropiados. Si éstos fueran orgánicos, sin procesar, libres de pesticidas, hormonas u otros aditivos, muchos de nuestros problemas, sean de peso, de la piel, de los huesos, caries dental, depresión, lupus u otros, no existirían o podrían corregirse rápidamente.

Pueden pasar años antes de que se detecten las deficiencias. Mientras no haya dolor u otra cosa alarmante pensamos que todo está bien. Creemos que es normal ganar peso o sentirnos cansados, que se caigan los dientes o que encojamos de estatura. Todo lo atribuimos a la edad. Los cambios suceden tan gradualmente que ni cuenta nos damos. Seguimos pensando que estamos sanos. La falta de minerales puede afectar los huesos, el cabello, los dientes, los nervios, el peso, la piel, el sueño, el corazón, el cerebro, los órganos sexuales y nuestro nivel de energía. Puede influir el buen funcionamiento de cada uno de nuestros órganos. Dependemos de ellos para nuestra salud y belleza porque hacen la diferencia entre un estado de juventud prolongada y el envejecimiento prematuro.

Al igual que influyen en nuestro cuerpo con la producción de hormonas, la digestión y la estatura, también tienen efecto sobre el estado de ánimo y las emociones. La falta de ciertos minerales, como, p.ej., el calcio, puede causar depresión y apatía y, en casos extremos, hasta el deseo de suicidarse. Es posible que un problema de peso no se deba al exceso de comida, como se asume generalmente, sino a la falta de yodo que afecta el funcionamiento de la glándula tiroides. Las personas con sobrepeso a menudo comen muy poco por miedo a subir aún más, mientras los flacos comen y comen tratando de ganar peso y no suben nada. En cualquiera de los dos casos su metabolismo no trabaja como debe ser, probablemente por falta de minerales.

Hasta la fecha se conocen cerca de 120 minerales que influyen en nuestro bienestar, entre ellos los microminerales. Algunos se producen dentro de nuestro cuerpo, otros, los esenciales, tenemos que recibirlos del exterior. La falta de cualquiera de ellos con el tiempo causa serias alteraciones. Aunque los micronutrientes solamente se requieren en pequeñas cantidades, son igual de importantes. Si faltan por un tiempo prolongado, resultan en deficiencias y alteraciones. Tanto nuestro planeta como sus océanos contienen todos los minerales necesarios, pero no los absorbemos de la arena o de las rocas. Tienen que ser orgánicos, por lo que hay que consumir plantas o proteína animal. De esta manera los minerales se convierten en orgánicos y vienen en combinación ideal con otras substancias.

La tabla siguiente muestra cómo el contenido de minerales en los alimentos ha bajado a través de los años, especialmente después de que empezó el uso de fertilizantes químicos. Por ejemplo, el hierro en una manzana cruda con cáscara, de tamaño mediano, bajó un increíble 96.09 por ciento entre 1914 y 1992. No es probable que las cosas hayan mejorado mucho en años posteriores.

Contenido de minerales en una manzana:

	1914	1963	1992	Cambio:
Calcio	13.5 mg	7.0 mg	7.0 mg	- 48.15 %
Fósforo	45.2 mg	10.0 mg	7.0 mg	- 84.51 %
Hierro	4.6 mg	0.3 mg	0.18 mg	- 96.09 %
Potasio	117.0 mg	110.0 mg	115.0 mg	- 1.71 %
Magnesio	28.9 mg	8.0 mg	5.0 mg	- 82,70 %

La mayor merma ocurrió entre 1914 y 1963, los años en que se introdujeron los fertilizantes químicos. Cerca del cambio de siglo aproximadamente un ochenta y cinco por ciento de la población en los EE.UU. vivía en el campo y la gente cultivaba sus propias verduras, frutas y hortalizas. Una parte de las cosechas se regresaba a la tierra para asegurar el contenido de minerales. Hoy, con el crecimiento de la población hay más demanda, sobre todo por un mayor número de personas que viven en las ciudades. Por lo mismo los campesinos tratan de levantar múltiples cosechas al año, aunque sea a costa de la calidad nutritiva.

Ahora se dan frutas y verduras de mayor tamaño. Se ven bonitos, pero tienen menos sabor y menos nutrientes. Algunas personas quizás aún recuerden los tiempos en que las fresas sabían a fresas y las manzanas despedían una fragancia deliciosa durante los meses de invierno. Parece que el consumo de alimentos genéticamente modificados tiene consecuencias más negativas aún. La única manera de evitarlos es pagar precios más altos por ser orgánicos.

En algunos países han redescubierto que la ingestión de agua del mar purificada puede ser una panacea contra muchas enfermedades. La razón es que el agua del mar contiene todos los minerales conocidos por la humanidad, que son los 118 elementos de la tabla periódica. Una advertencia: puesto que el agua de mar es salada, hasta en forma diluida se asemeja a la composición de la sangre, y las personas con alta presión deben tener precauciones. El agua de mar contiene magnesio y no debería de elevar la presión arterial, pero más vale tener precaución y observar las reacciones si decide ingerirla. Por lo general es suficiente una cucharadita o una cucharada al día, diluida en agua de manantial.

En Alemania, Francia y España se ha usado por años, especialmente durante la primavera para tonificar la sangre. El agua de mar embotellada también se vende en México y América del Sur. En Nicaragua se ha usado con gran éxito en ambientes clínicos. Allí es consumida por la gente en general por su alto contenido de minerales y los maravillosos beneficios para la salud que le atribuyen.

Como cada uno de los minerales es importante, voy a mencionar a continuación algunos de ellos y dónde los encontramos:

El **calcio** ayuda a hacer la sangre más alcalina. Es el mineral más abundante en el cuerpo. Interviene en varias funciones corporales como, p.ej., el crecimiento óseo, el sistema nervioso, estados de ánimo y para regularizar las hormonas. Se destruye a temperaturas arriba de 150 grados Fahrenheit o con el consumo de café o azúcar refinada. Lo encontramos en algas marinas, verduras de hojas verdes, nueces, semillas, yema de huevo cruda, pescado, col, cebolla y pan integral, entre otros.

El **hierro** es necesario para la absorción de oxígeno. Sin hierro no podemos absorber oxígeno y sin oxígeno no podemos vivir. Es posible que la falta de hierro y calcio en la alimentación puedan ser causa de fibromas uterinos. Más de la tercera parte de las mujeres en los EE.UU. sufren a causa de ellos. Las verduras de hojas verdes y la melaza negra contienen ambos, hierro y calcio. Hay reportes de que han reducido los tumores benignos en algunos casos. Por otra parte, el hierro que no es orgánico puede debilitar los riñones. Algunos experimentos con ratas han mostrado ser la causa de su muerte en menos de treinta y tres días. Todas las plantas de hojas verdes son fuentes de hierro orgánico, asi como las cerezas negras y su jugo y la mayoría de las frutas y verduras de color rojo o verde.

El **magnesio** tiene tantas funciones que sin él la vida en la tierra sería imposible. El estreñimiento crónico a menudo se debe a una falta de magnesio. Su falta también puede ser causa de impotencia y alta presión. Lo encontramos en frutas y verduras de color verde o amarillo. Al ingerir café, dulces, alcohol, pan con levadura, o fumar cigarros se reduce su absorción.

Una deficiencia en **yodo** puede causar nerviosismo, piel floja, irritabilidad, problemas del corazón y de los pulmones, exceso de peso y caída de cabello. Lo encontramos en pescado, mariscos y otros alimentos del mar, así como en algas azul-verdes, huevos y en la fruta que crece cerca del mar. Nuestro cuerpo es capaz de absorber el yodo a través de las plantas de los pies. Caminar a lo largo de la orilla del mar o un baño de pies en casa con sal de mar sin refinar puede beneficiar a todo nuestro organismo.

El **cloro** se considera el gran purificador de la sangre. Igualmente es importante que sea orgánico. En forma inorgánica, como lo encontramos en los limpiadores de la casa, puede ser mortal. Si los usas, ventila el cuarto lo más pronto posible después de terminar con el aseo.

El **sodio** orgánico mantiene la flexibilidad de las articulaciones y proporciona al cuerpo una apariencia juvenil. Su falta puede causar infertilidad. La sal de mesa refinada tiene el efecto contrario. No es compatible con nuestro cuerpo y puede tener serias consecuencias.

Hace muchos años Alemania mandó ingenieros a la India para ayudar en la construcción de una planta de acero en Rourkela. Aparentemente los alemanes no estaban acostumbrados al clima caluroso donde la gente suda bastante y pierde sodio. Las esposas que los acompañaban no podían tener hijos hasta que se descubrió que en muchos casos fue por falta de sodio. Cuando recibieron una ración adicional, principalmente en forma homeopática, el problema se corrigió. Encontramos sodio orgánico en mayor cantidad en caldos de res, leche agria, apio, pescado, manzanas y lentejas entre otros.

El **potasio** balancea el sodio en el cuerpo. Ambos minerales en forma orgánica hacen la sangre más alcalina, o sea menos propensa a producir enfermedades. El potasio mejora el crecimiento del cabello, es necesario para el buen funcionamiento del músculo cardiaco y mejora las condiciones reumáticas y de artritis. Su escasez puede causar retención de agua, falta de ambición, aislamiento e inquietud excesiva. Una buena fuente de potasio es el arroz integral, así como las almendras, los berros y la leche de cabra.

El **silicio** es otro mineral del que casi nadie tiene suficiente. Igual que el sodio, se considera un mineral para rejuvenecer. Se encuentra en grandes cantidades en la tierra de diatomeas y en la avena. Por su contenido de sílice, el consumo regular de avena puede ayudar al crecimiento del cabello, a tener la piel tersa y a fortalecer las uñas más que muchos productos de belleza.

Una dieta rica en **azufre** garantiza juventud y belleza. Cuando la cantidad de azufre en el organismo baja, las personas pueden sufrir de psoriasis, problemas de la piel, infecciones del cuero cabelludo, caída de cabello, ojeras, hambre constante y sentirse incapaces de levantarse por la mañana. Se consigue bajo el nombre de MSM o metilsulfonilmetano en tiendas de alimentos naturales, y es azufre orgánico. Entre los beneficios principales está el de mejorar el crecimiento del cabello.

El **oxígeno** es especialmente importante para personas con problemas del corazón porque es el elemento principal que les hace falta. Los alimentos que contienen hierro, como las verduras de hojas verdes o algunos suplementos, ayudan en la absorción de oxígeno. En cantidades mayores se encuentra en el aire que respiramos. Por eso el ejercicio es tan valioso. También le da a nuestra piel un tono más rosado, que nos hace más atractivos al sexo opuesto.

Todos los minerales y microminerales son importantes, pero necesitan ser orgánicos para que el cuerpo los pueda utilizar. Cada vez que no nos vemos o nos sentimos tan bien como quisiéramos, podemos estar seguros de que nos faltan minerales. ¿Cuales? Es difícil de determinar. Puede ser cualquiera de los microminerales cuyos nombres ni siquiera hemos oído, como berilio, cesio, gadolinio, neodimio o torio. No importa si los conocemos o no, nuestro cuerpo los necesita. Se ha comprobado que los minerales tales como el cesio o el germanio, le faltan a la mayoría de las personas que tienen cáncer.

En los EE.UU. la carencia de minerales está tan extendida que hace falta enriquecer nuestra alimentación con suplementos. Ya no es un lujo sino una necesidad. Más que nunca necesitamos consumir alimentos orgánicos. Lo mejor que se puede hacer es comer una variedad de alimentos naturales, en especial verduras de hojas verdes en forma de ensaladas o licuados verdes, igual que frutas, nueces, granos y pequeñas cantidades de aceites prensados en frio sin refinar. La carne, los huevos y el pescado en cantidades moderadas no son tan dañinos como nos hacen creer los vegetarianos. Sin embargo, es preferible que sean de origen orgánico y que se consuman en poca cantidad. Probablemente los alimentos procesados, con azúcar agregada o empacados con aditivos artificiales son mucho más dañinos que un pedazo de carne.

Aparte de escoger alimentos con el mayor número de nutrientes, lo mejor sería agregar suplementos como clórela, espirulina, cebada, alfalfa o jugo de trigo germinado. Por su contenido de hierro aumentan la hemoglobina y nos dan bienestar y belleza. Hay reportes sobre personas de más de setenta años de edad que lograron restaurar su color de cabello natural. Otros revirtieron algunas enfermedades por medio de plantas o suplementos verdes. A cualquier edad es vital incluir alimentos ricos en minerales. Poco a poco ayudan a eliminar el deseo de comida chatarra. Muchos malestares desaparecen inexplicablemente.

Las verduras orgánicas y crudas de hojas verdes están llenos de nutrientes. Una ensalada al día puede alejar al médico. Un licuado verde o un jugo de verduras frescas se absorben rápidamente. Con el tiempo tienen efectos rejuvenecedores. Años atrás encontré en la Ciudad de México un creyente entusiasta del poder de los jugos verdes, el señor Karl Duda. Este señor era instructor de las enseñanzas *Mazdaznan* y solía dar conferencias en varios restaurantes vegetarianos. Cuando lo conocí tenía casi ochenta años y acababa de casarse con una bella mujer mexicana de treinta y cinco. El Sr. Duda era alto y esbelto, bailaba y cantaba hasta horas avanzadas de la noche, acompañándose en el piano. Siempre invitaba a sus estudiantes a participar. A veces era difícil seguir su ritmo alegre.

En una ocasión nos contó la historia de su tía Margarita en Alemania. Esta señora había tenido una mastectomía a la edad de cincuenta y dos años por cáncer de mama. Varios especialistas eminentes le habían dicho que no podría durar más de un año. Su padre y su tío, ambos médicos, trataron de salvarla con desesperación. Sin embargo, todos llegaron a la misma triste conclusión: que la señora Margarita no iba a vivir más de un año. Su sobrino Karl le aconsejó que bebiera jugo de espinaca cruda por un mes. Aunque escéptica como no tenía muchas opciones, finalmente aceptó. En esos treinta días perdió aproximadamente cincuenta libras de peso. El cáncer desapareció y ella vivió muchos años más con buena salud y, para sorpresa de todos, jamás sufrió otra enfermedad. Se murió cuarenta años más tarde, a la edad de noventa y dos,

No hay necesidad de ayunar en forma tan drástica a menos que uno quiera cambiar su salud sin demora. Un licuado verde al día es suficiente. Incluso comiendo otras cosas, pronto se notarán los efectos en la piel, el cabello y las uñas. Habrá un aumento de energía y pérdida de peso. Un licuado se puede hacer mezclando hojas de espinaca, col rizada, perejil y cilantro en la licuadora. Se puede agregar apio, pepino y la parte verde de las zanahorias. Agregar fruta mejora el sabor. Igualmente se pueden usar brotes de alfalfa o algas marinas para aumentar la cantidad de clorofila y vitamina E.

Uno de mis suplementos favoritos es el polvo de moringa, un nutriente milagroso proveniente de un árbol de la India, que también crece en algunas partes de África. Las semillas de chía y de cáñamo no son verdes, pero aportan valiosos nutrientes a la mezcla. Consumir licuados verdes por largos periodos es, probablemente, lo más potente para la belleza que uno puede hacer. Desmancha el cutis y da una silueta más esbelta. El cabello y la piel lucirán diferentes, sin mencionar lo que hace por la energía. Hay personas que prefieren preparar los jugos de verduras con un extractor en lugar de tomarlos en forma de licuados. Esto quita la fibra, pero los nutrientes se absorben mejor y da resultados excelentes. Mezclar una variedad de ingredientes diferentes puede ser más saludable, pero al mismo tiempo hace el licuado más espeso y no sabe tan bien. Es mejor hacerlo sencillo.

Una de mis clientas es otro testimonio viviente del poder de las bebidas verdes. Cuando la vi por primera vez, ella acababa de tener una histerectomía. Estaba pasada de peso, se sentía deprimida, su cabello y sus ojos carecían de brillo y se veía hinchada. La mujer se mantenía ocupada cuidando a sus hijos y a su papá enfermo. El esposo era ministro en alguna iglesia y ella le ayudaba en las tareas de la oficina. Dijo que últimamente ya no tenía fuerza para seguir con las ocupaciones de costumbre. Le pregunté si estaba dispuesta a tomar un licuado al día por un mes a pesar de que no iba a saber muy bien. Estuvo de acuerdo, pero no regresó el siguiente mes. Mientras tanto, me mandaba clientes y todos me decían lo bien que se veía la señora. Pensando que deberían de estar exagerando porque no era como yo la recordaba no presté mucha atención a los reportes.

Después de seis meses regreso la señora. ¡Era otra! Apenas pude creer lo que veían mis ojos. Tenía un aspecto más joven, casi como si fuera otra persona. Ahora estaba esbelta. Sus ojos brillaban y su cabello también. Tenía una sonrisa feliz. ¡Qué trasformación! Era como una mariposa salida del capullo. Se veía radiante y parecía haber encontrado un nuevo deseo de vivir. Me contó que bebía los jugos verdes casi diario y que su esposo también los disfrutaba. Estaba feliz porque ahora los dos podían atender sus trabajos sin cansarse.

La bebida verde es uno de los remedios más poderosos para la salud. Es algo que ayuda a eliminar la materia corrompida del cuerpo, enriquece la sangre con vitamina A, D y E y contiene minerales tan importantes como calcio, magnesio y hierro. También contiene fibra, enzimas y clorofila fresca. Cuando se agrega perejil a la bebida, libera el cuerpo del exceso de agua y mejora la vista.

Ann Wigmore, famosa por sus descubrimientos sobre los efectos de los germinados y el jugo de trigo germinado experimentó cambios tan impresionantes en su persona que abrió un centro de salud en los EE.UU. que más adelante se hizo famosísimo. En uno de sus libros reporta que aparte de curar su artritis y otros malestares, su cabello canoso volvió a tomar su color natural a pesar de que ya tenía más de setenta años y quedó así hasta el día en que murió, en un incendio en 1993.

Los jugos verdes y los licuados benefician a cualquier persona. Otra ventaja es que pueden ser ingeridos por personas que no mastican bien las ensaladas o para quienes prefieren tomar verduras en forma líquida. Los resultados siempre van a ser asombrosos.

Nuestra propia fuente
de la juventud

Si hubiera algo que ayudara a recuperar tu salud, a verte más joven, a mejorar tu energía, algo que no tiene efectos secundarios y no cuesta ni un centavo, ¿lo considerarías?

La mayoría de la gente se mostraría escéptica. Contestarían vagamente con algo como "depende" o "necesito más información". Otros lo descartarían desde un principio. Sin embargo, parece que tal remedio existe y es accesible para todo el mundo. Es nuestra propia orina. Contiene cientos de elementos como vitaminas, minerales, hormonas, enzimas, grasas y proteína y se ha llamado "tu medicina perfecta". Aún hay ingredientes por analizarse. El cuerpo elabora este compuesto todos los días. La orina varia no solo de persona a persona, sino que cambia en una misma persona de acuerdo con su estado de salud y sus necesidades individuales.

La orina, como agente terapéutico, ha sido usada para toda clase de malestares por miles de años. Aun así, persiste la idea de que es un producto de desecho y mucha gente se estremece ante la idea de ingerirlo, al menos que estén altamente motivados o traten de encontrar alivio para una condición que de otra manera se consideraría incurable. Existen miles de testimonios sobre los efectos milagrosos de la orinoterapia.

Las Sagradas Escrituras de los hindúes se refieren a la orina como "*Shivambu*", el néctar de los Dioses. Otros la llaman "el agua de la vida" o "tu propia medicina perfecta". La resistencia a ingerir orina viene de la idea de que es algo toxico, un producto de desecho. Además, poca gente está dispuesta a dar testimonio de los efectos positivos que les ha traído porque aun siendo así no aumenta su atractivo personal saber que son fervientes seguidores de la orinoterapia y la aplican religiosamente interna y externamente. Un caballero curado de sus malestares "incurables" estaba tan entusiasmado con los resultados que quería convencer a todo el mundo que probara este líquido tan milagroso. Después de un tiempo hasta su propia familia tenía miedo de invitarle a cenar porque no hablaba de otra cosa.

Años atrás, yo tenía mi propio programa en una estación de radio en México donde me invitaron a hablar sobre salud natural. El público llamaba por teléfono con diferentes preguntas y yo contestaba lo mejor que podía. La idea de beber orina era algo ajeno a mi forma de pensar y cuando una mujer llamó para pedir mi opinión, tuve que contestarle al aire sin saber adónde iba mi respuesta. No quería parecer completamente ignorante sobre el tema, así que le dije que la orina se ha usado por cientos de años y si le daba buen resultado, que siguiera adelante y la tomara. No quería decir lo que realmente pensaba sobre esta terapia extravagante, ni lo que pensaba sobre gente que bebe pis. Aparte de la aversión que uno puede sentir, nunca había oído de efectos secundarios, así que pensé que estaba bien animar a la mujer a seguir con su práctica, si así lo deseaba.

Una semana después del programa de radio, ella solicitó una consulta personal conmigo para mejorar su dieta. Para mi sorpresa no se trataba de una persona vieja o pervertida sino de una mujer joven, guapísima, de no más de unos veinticinco o treinta años. Sus ojos brillaban de luz y estaban tan limpios como los de un bebé. Su piel era suave y aterciopelada, sin manchas o arrugas. Tenía una abundante cabellera negra que brillaba en el sol. En otras palabras, no solo era bella sino parecía gozar de una salud extraordinaria. Le acompañaba su esposo y una amiga embarazada. Los tres decían que habían ingerido su propia orina por más de un año y que se sentían super bien. Efectivamente, parecían la salud andante. Los tres tenían buen sentido del humor y se reían con ganas de los chistes que otros hacían a su costa. Estaban acostumbrados y nada de esto parecía ofenderles en lo más mínimo.

Semanas después oí otra historia acerca de los efectos milagrosos de la orina contada por una amiga muy querida. María estaba cuidando a un señor de ochenta y tantos años, que estaba confinado a su cama por cáncer de próstata en estado avanzado. Los médicos lo habían desahuciado. El hombre se veía pálido, demacrado y pasaba la mayor parte del día acostado en la cama esperando la muerte. Casi no comía por falta de apetito y mi amiga María, que también tenía más de setenta años en aquel entonces, fue contratada por la familia para cuidarle en sus últimos días. Se creía que cuando mucho iba a durar unos pocos meses. María apreciaba el pequeño ingreso adicional y pasaba los días a su lado.

La familia la había buscado a pesar de la edad avanzada y su propio frágil estado de salud porque no pedía mucho dinero. Una tarde, María tenía prendida la televisión y el programa que estaban pasando llamo su atención. Era el show de Christina Saralegui desde la Florida, y hablaban sobre la orinoterapia. Rápidamente llamó al anciano y los dos miraron con fascinación. El programa presentaba personas de diferentes clases sociales y todos daban testimonio sobre la ingestión de orina. Algunos decían que les había curado de úlceras estomacales, otros de cáncer, artritis, alergias, presión alta, caída de cabello y mucho más. Parecía algo milagroso. Beber su propia orina aparentemente era la respuesta a sus oraciones, a menudo como último recurso y no costaba nada aparte de vencer su aversión inicial.

El anciano no tenía mucho que perder. Los médicos lo habían desahuciado y su cáncer no mejoraba nada. Decidió probar. Después de tres meses parecía completamente recuperado. Había ganado peso y el color de su piel volvió a tomar un tono rosado. Fue entonces cuando María, que le cuidaba, decidió probar lo de la orina también, convirtiéndose en bebedora regular.

Al cabo de un año aproximadamente los dos tenían otro semblante. Se veían de color rosado, bien nutridos y llenos de energía. María decía que se le habían quitado las alergias, lo mismo que las manchas de las manos y que tenía menos arrugas en la cara. Mencionó que toda la vida había sido flaca, pero que ya empezaba a llenarse un poco y su cuerpo hasta había adquirido formas femeninas que no tenía antes. Fue entonces cuando su paciente se cayó y se fracturó la cadera. Lo llevaron al hospital y María se puso triste, principalmente por la falta de ingresos. Como el hombre ya tenía casi noventa años no contaban con su recuperación. Probablemente no saldría del hospital. María iba a perder su trabajo y con esto sus ingresos. Recordando su éxito en el pasado, el hombre empezó a beber su orina en el hospital tan pronto como se sintió un poco mejor. Lo dieron de alta y después de otro mes y para la sorpresa de todos, volvió a manejar su camioneta y la familia contrató a María nuevamente para cuidarlo.

Hay cientos, o quizás hasta miles de personas en todo el mundo que han probado orina con excelentes resultados, a menudo en combinación con una dieta más sana, como en el caso de Amber, a quien ya he mencionado. Ella vivió un mes exclusivamente de fruta y jugos, combinando la dieta con tomas de orina. Experimentó cambios increíbles en su aspecto físico. Hay testimonios de que la orinoterapia corrige problemas de la piel, desaparecen las alergias, la presión arterial se normaliza, el cabello crece mejor, sana el pie de atleta, se tiene más vitalidad y la gente regresa al peso ideal. A pesar de que la terapia data de unos cinco mil años atrás, los científicos modernos conocen sus beneficios. Han incorporado la urea, que es el ingrediente principal de la orina, en preparaciones de belleza y costosos medicamentos. Siendo así, es mejor que uno elija usar su propia orina en lugar de pagar por la de otros.

Otro creyente en esta terapia es mi amigo Jacobo. A pesar de que es un hombre con propiedades y tiene varios negocios, está abierto a ideas novedosas y prefiere las terapias naturales. Siempre que su tiempo lo permite, se interna en una clínica naturista y combina el programa que allí ofrecen con la terapia de orina. Se ve fabulosamente bien. Él también conoció la terapia por accidente. Su cuñada solía trabajar en un banco en México. Ella y el gerente se habían llevado una gran cantidad de dinero que no era suyo y huyeron a los EE.UU. para evitar ser perseguidos por la ley. Primero fueron a Las Vegas y jugaron en el casino, esperando ganar más dinero. En su lugar perdieron todo y los dos, ahora sin un centavo, tuvieron que vivir en su automóvil. Con la policía siguiéndoles y tras de huir de su propio país de la noche a la mañana, la joven estaba temerosa. Su cabello empezó a caérsele en

139

mechones y un tumor gigantesco se formó en su cabeza. Sin dinero ni lugar para esconderse le pidió a Jacobo que le permitiera quedarse en su casa hasta que encontrara una forma de ganar dinero. Él estuvo de acuerdo y le dio hospedaje. El tumor seguía creciendo y la joven no podía cruzar la frontera a México para tratarse allí porque la policía la estaba buscando. Le suplicó a Jacobo que la llevara a un hospital en los EE.UU. para ver si se podía hacer algo. Los doctores aconsejaron cirugía que iba a costar aproximadamente $80,000. Ella no tenía dinero para la operación. Fue entonces que por coincidencia encontró dos libros sobre orinoterapia y empezó a leerlos. Los testimonios eran fascinantes para ella y como no tenía nada que perder decidió probarla. Empezó a tomar su propia orina sin decir nada a nadie y a darse masajes en la cabeza.

Después de unos tres o cuatro meses Jacobo notó que el tumor prácticamente había desaparecido y el cabello de su cuñada había vuelto a crecer, abundante y hermoso como antes. Le preguntó qué había hecho. Fue entonces cuando confesó que había bebido diariamente su propia orina. Comentó que el sabor era tolerable, únicamente después de comer pescado el sabor era terrible. Jacobo estaba sorprendido. Parecía un milagro y nunca lo hubiera creído si no lo hubiera visto con sus propios ojos. Ahora él también bebe su vasito de orina de vez en cuando y dice que es su secreto para mantenerse joven.

La terapia de orina se ha usado en todo el mundo desde tiempos muy antiguos. Se cree que se originó en la India hace cinco mil años. Se menciona en el *Damar Tantra* como parte de los Vedas. Los yoguis estudian estas escrituras como parte de su enseñanza. Muchos de ellos conservan su apariencia juvenil hasta una edad avanzada y no se sabe si se debe a la ingestión de orina o a otras prácticas. Muchas de las enseñanzas son secretas. Se sabe que siguen una dieta vegetariana, practican ciertos ejercicios de respiración llamados *Pranayamas*, meditan y practican posturas de yoga. Solo sabemos que todas estas prácticas contribuyen a la longevidad y en muchos casos, también a una apariencia juvenil.

Las Escrituras hindúes mencionan que el Dios Shiva recomendó a su esposa Parvati que bebiera orina en combinación con una dieta sana. Dijo que bebiera diariamente de la parte media del chorro de su primera orina y que esta práctica eliminaría la vejez y algunos tipos de enfermedades. Lo mejor era tomarla con sal de mar sin refinar y miel virgen en proporciones iguales. Insistió en que Parvarti no dijera nada a nadie.

Moraj Desai (1796–1995), Primer Ministro de la India, en su época promovía con gran fervor la orinoterapia. Públicamente hablaba sobre ella creyendo que podría mejorar la salud de los pobres en su país. No solo bebía su propia orina. Dicen que diariamente se daba masajes con ella antes de bañarse. Hasta el día de su muerte, Moraj Desai no tenía arrugas y mostraba una cabeza con abundante cabello a pesar de tener casi cien años de edad.

Otro texto antiguo dice que "la orina humana controla la bilis en la sangre, destruye gusanos, limpia los intestinos, controla la tos y calma los nervios. Es fuerte en sabor, destruye la pereza y es un antídoto contra venenos".

En su extraordinario libro *Your Own Perfect Medicine* (Tu Propia Medicina Perfecta), Martha M. Christy cuenta la historia de su propia sanación con orina después de treinta años de enfermedad y da un fundamento científico con múltiples testimonios. Uno de los primeros bebedores de orina de los más entusiastas y terapeutas destacados fue J.W. Armstrong de la Gran Bretaña. En 1945 publicó el libro *The Water of Life* (El agua de la vida), que se convirtió en un clásico. Allí Armstrong describe su propio camino de una enfermedad incurable hacia la salud perfecta. Da testimonio de que después de un ayuno de cuarenta y cinco días con agua y orina perdió alrededor de cien libras y llegó a verse quince años más joven. Es testigo de curas asombrosas que observó después de que todo lo demás había fallado. Muchos de sus clientes habían sido desahuciados por la medicina convencional antes de curarse con la orinoterapia.

La orina se puede usar interna y externamente. Cuando se toma internamente, hay que usar orina fresca, inmediatamente después de haber sido recolectada. Se empieza con unas gotas recogidas del chorro medio poniéndolas debajo de la lengua. Luego se va aumentando la cantidad gradualmente llegando a una onza o más, dos veces al día. Para uso externo, el líquido puede tener varias horas o días. Parece que es más efectiva cuando es vieja, especialmente para enfermedades de la piel. De cualquier forma, usada interna o externamente, no se conocen efectos secundarios negativos ni casos de personas que se hicieron adictas porque les gustara demasiado.

La orina puede usarse para una diversidad de problemas, incluso como tónico para el cabello cuando se aplica al cuero cabelludo media hora antes del champú o como enjuague bucal para mejorar la salud de los dientes y las encías. Puesto que la orina refleja nuestro estado de salud, su sabor en personas enfermas puede ser algo difícil de tolerar al principio.

Una mujer en Alemania había perdido el cabello, probablemente por alguna enfermedad. Se sentía apenada por tener que llevar pelucas el resto de la vida, gastándose una fortuna en ellas. Cuando le dijeron que a lo mejor la orinoterapia le podría ayudar, empezó a tomarla y a darse masajes con orina en el cuero cabelludo todas las noches. Después de unos meses efectivamente volvió a crecerle cabello nuevo. Lo asombroso fue que no era canoso, sino que salió en su color rubio natural. Ella tenía entonces más de sesenta años y comentó que era importante no usar champú comercial sino lavarse la cabeza solo con agua o un cocimiento de hierbas.

A pesar de que llegué a leer y oír mucho sobre los beneficios de la orina, tenía mis reservas para beberla. Era algo que no necesariamente quería probar. Por otra parte, leí un reporte de que la orina es buenísima para las plantas. Decidí diluir el "elixir" con agua y regué mis plantas con la mezcla. Empezaron a crecer muchísimo, produciendo maravillosas flores. La bugambilia produjo flores hermosísimas de color rojo vivo y la gardenia, que estaba medio seca, mostró nuevos brotes después de unos días. Si esto es lo que la orina puede hacer por las plantas, entonces probablemente tenga ingredientes mágicos que también sean buenos para el ser humano.

Si decides probar la orinoterapia por curiosidad, te quieres curar de alguna enfermedad o simplemente quieres rejuvenecer, siempre recuerda las palabras de *Shiva*: "Hay que tratar de mantenerlo en secreto. ¡No digas nada a nadie!"

Cuando estamos "ácidos"

Las dietas no solo afectan nuestro cuerpo físico. Influyen igualmente en nuestro estado de ánimo, la personalidad, el comportamiento y nuestra percepción de la vida en general. Los gruñones suelen ser irritables o sentirse deprimidos. No es que no les guste reírse, pero la mayor parte del tiempo sufren. Se sienten solos, creen que todo el mundo les quiere engañar o aprovecharse de ellos. No hay mucho que les haga felices. Tienden a criticar esto y lo otro y rara vez aceptan responsabilidad por lo que les pasa. Creen que su falta de felicidad se debe al comportamiento de los demás. Da la impresión que hasta buscan algo para quejarse y, por lo general lo encuentran. No se dan cuenta de que la causa de su comportamiento se encuentra dentro de sí mismos. Estas personas tienen la sangre demasiado ácida, cosa hasta peligrosa porque la mayoría de los malestares se desarrollan en un ambiente ácido. A causa del estrés, por medicamentos o por comer alimentos que forman acidez, han creado algo que no desean. Sin embargo, con un cambio en la dieta pueden mejorar rápidamente.

En su estado ideal, la sangre debe de estar un poco hacia el lado alcalino. Midiendo el pH (potencial de hidrógeno), lo ideal es cuando se encuentra entre 7.35 y 7.4. Cuando el grado de acidez se mantiene por mucho tiempo por debajo de 6.8 o arriba de 7.8, puede ser mortal. La sangre tiene que ajustarse a su estado ideal, y para que lo haga, necesitamos incluir alimentos y minerales orgánicos alcalinos. Los minerales alcalinos son calcio, magnesio, hierro, sodio, manganeso, zinc y potasio. Si no se encuentran en los alimentos, el cuerpo los extrae de los dientes, de los huesos y de los vasos sanguíneos. Por la misma razón se recomienda no comer demasiada proteína animal o azúcar refinada. Ellos son los principales causantes de acidez en el cuerpo. Al tratar de eliminar la peligrosa acidez, el cuerpo sacrifica minerales alcalinos. Si la sangre es demasiada ácida, se dificulta la absorción de oxígeno. Esto a su vez puede causar problemas del corazón y muchas otras enfermedades. También las células cancerosas se desarrollan solo en un ambiente ácido. Aparecen problemas que aparentemente no tienen ninguna relación con el estado de la sangre, como son dolencias en varias partes de nuestro cuerpo, caída excesiva de cabello, verrugas, lunares, cáncer, cálculos renales, desequilibrios hormonales, insomnio, caries, celulitis, artritis, impotencia, depresión, fatiga crónica, envejecimiento prematuro y mucho más.

También hay relación entre el exceso de acidez en la sangre y el exceso de peso. Puede causar osteoporosis, estreñimiento, multiplicación de hongos, baja temperatura corporal, infecciones, pérdida de dientes, uñas quebradizas, infertilidad y deficiencia del sistema inmunológico. En especial las enfermedades crónicas y degenerativas se deben al hecho de que la sangre ha estado demasiado ácida por mucho tiempo. Los parásitos, los virus y los hongos, todos ellos florecen en un ambiente ácido. Son la causa de nuestros malestares. Es importantísimo restaurar un ambiente alcalino a la mayor brevedad. De esta manera ni siquiera las células cancerosas pueden sobrevivir.

La sangre es un "jugo muy especial". Encierra los secretos del bienestar y de la enfermedad, determina el nivel de energía, la posibilidad de recuperarse, el poder de conservar la juventud o del envejecimiento prematuro. Las alteraciones pueden ser tan graves que en algunos casos causan la muerte. Los análisis clínicos de sangre comunes muestran la presencia de parásitos, hongos, virus, una gran cantidad de triglicéridos o si el azúcar y el colesterol están dentro de los rangos normales. Casi nunca dan una imagen clara del grado de acidez o alcalinidad. La sangre siempre va a tratar de encontrar el equilibrio.

Una forma simple de averiguar en qué estado nos encontramos es con el uso de un pedazo de papel tornasol. Se puede obtener en farmacias o tiendas naturistas. La escala completa va de 1 a 14 y es logarítmica.

Sirve para medir la saliva, la orina u otros líquidos. Logarítmico quiere decir que un pH de 5.0 es diez veces más ácido que 6.0. El papel por lo general abarca valores entre 4.0 y 8.5 e indica las variaciones con cambios de color entre amarillo (ácido), verde (neutral) y azul (alcalino). Los números por debajo de 7.0 indican un mayor grado de acidez y los más elevados muestran un estado alcalino. Los valores alrededor de 7.0 son neutros, lo que es casi ideal.

En una persona sana tanto la saliva como la orina tienen un potencial de hidrógeno que varía entre 6.8 y 7.4. Se pueden checar los líquidos a diferentes horas del día. Parece que la primera orina de la mañana es la más importante. A menudo empieza muy ácida alrededor de 5.0 y luego cambia gradualmente a 7.3 o 7.4 en el curso del día. Algunos autores consideran normal una lectura de 5.0 o 5.5 en la mañana, tomando en cuenta la eliminación de acidez por las actividades metabólicas durante la noche. Probablemente más del noventa por ciento de la gente se encuentra en esta situación. Sin embargo, cuando nuestra dieta mejora con fruta, verduras y tés de hierbas, la orina de la mañana también se acerca a 7.0. Los valores más bajos por lo general indican una falta de minerales alcalinos.

Para que sea válida, cualquiera de estas pruebas debe de ser hecha por lo menos dos horas después de haber ingerido alimentos o agua. Tan pronto que comamos o bebamos algo, la saliva se convierte temporalmente en alcalina. La vendedora de un producto de calcio líquido invitaba a sus clientes potenciales a probar un traguito y les mostraba el cambio de color en el papel tornasol. Desde luego, el color cambiaba inmediatamente de amarillo (muy ácido) a verde o hasta azul y quedaban impresionados, pensando que su sangre se había convertido en alcalina (más sana) sin mayor esfuerzo. Creían que se debía a la efectividad del producto. Cualquier alimento, en especial un mineral alcalino como el calcio, cambia la saliva instantáneamente. Esto no quiere decir que la sangre se haya convertido en alcalina de un momento a otro. Una lectura válida sería después de que los minerales hayan sido absorbidos en el cuerpo, o sea, por lo menos dos horas de no comer o tomar nada. La mujer usaba el efecto en la saliva para vender. Las mediciones de la saliva o de la orina en la mañana nos pueden dar una idea más clara si una dieta, ciertos suplementos o una vida más tranquila dan resultados.

Nuestro cuerpo produce acidez en forma natural como resultado de los procesos metabólicos. Es fácil convertirse en "ácido" debido al estrés, por las preocupaciones, los temores, lo que comemos o por la falta de ejercicio. La sangre puede haber llegado a ser demasiado ácida debido a excesos en la comida, por malas combinaciones, por putrefacción en los intestinos, la ingestión de medicamentos, metales nocivos o masticación insuficiente. El mismo efecto es causado por demasiada proteína, por azúcar refinada o por carbohidratos. De la misma manera, una vida sedentaria causa acidez, lo mismo las emisiones electromagnéticas de las computadoras o de los teléfonos celulares. En la naturaleza, la lluvia ácida puede matar la vegetación. Los peces mueren en lagos donde el pH del agua está por debajo de 5.0. El reto es regresar otra vez a valores ligeramente alcalinos.

El camino más efectivo es probablemente por medio de la dieta y del ejercicio. Recuerdo a una amiga, dueña de una farmacia. Su esposo estaba tan enfermo que ya estaban hablando de arreglos con la funeraria. Cuando ella supo de la importancia de alcalinizar la sangre, cambió la alimentación de su esposo. Empezó a darle más frutas y verduras, menos carne y menos pan y nada de azúcar refinada. En pocas semanas el semblante de su esposo y su ánimo cambiaron a tal grado que en lugar de hablar con la funeraria empezaron a planear sus vacaciones.

El azúcar refinada es el mayor de todos los culpables para crear acidez. Alimenta a los hongos y a las levaduras del cuerpo, así como a las células cancerosas. También aumenta la cantidad de cándida. Hoy en día son millones las personas que sufren de caída de dientes, manchas en la piel, hongos en las uñas de los pies, insomnio, perdida de hueso y tantas otras condiciones cuyas causas son desconocidas. Casi se consideran como normales o se atribuyen a la edad. Son difíciles de corregir si no se corrige la causa. Con un cambio en la alimentación la mayoría de estos malestares desaparece gradualmente. Hay que evitar o reducir por lo menos temporalmente la ingestión de dulces, carne, sodas y cosas fermentadas como el alcohol, queso, vino o pan con levadura.

Cuando uno sienta deseos irresistibles de comer algo dulce, es casi seguro que la sangre es demasiado ácida y existe un exceso de cándida.

En los EE.UU. se agrega azúcar refinada o sus substitutos químicos a casi todos los alimentos empacados. También la encontramos en caldos y comida enlatada, en jugos embotellados, papas fritas de paquete, alimentos para bebé, yogur (con excepción del blanco), hasta en carnes y pescado, salsas y prácticamente en todo lo procesado. De acuerdo con el Departamento de Agricultura, se estima que los americanos comen aproximadamente 150 -170 libras de azúcar al año. Al principio del siglo diecinueve eran solamente de tres a cinco libras por persona y año.

Cuando dejamos de ingerir cosas dulces, nuestro estado de salud mejora rápidamente. El Dr. Mark Stengler del Instituto de Medicina Integral en Encinitas, California, logró exterminar las células cancerosas en algunos de sus pacientes con solamente eliminar toda clase de azúcar de su dieta. Tanto la longevidad como la conservación de un estado juvenil parecen estar inversamente relacionados con la cantidad de azúcar que consumimos.

Consumir azúcar refinada o sus substitutos es una de las formas más rápidas de acidificar la sangre. También puede ser causa de diabetes, exceso de peso, infertilidad, depresión, alergias, artritis, migrañas, o enfermedades mentales. George Ohsawa, el fundador de los macrobióticos, llegó a decir que la azúcar refinada tarde o temprano va a matar más gente en los EE.UU. que la bomba atómica. Puede que sea una muerte dulce, sin embargo, es una forma de morir prematuramente. Al alimentar levaduras, parásitos y hongos, el azúcar gradualmente destruye al huésped.

Supe de los efectos nocivos del azúcar y la acidez que causa cuando visité Japón. Nuestra guía nativa explicó que solamente la generación anterior tuvo pocos niños que usaran lentes o que tuvieran problemas dentales. La gente casi no consumía dulces. Después de la influencia del turismo, que ofrece dulces, bebidas azucaradas, pastelería y restaurantes estilo americano con comida rápida, las cosas han cambiado. Estos alimentos que causan un alto grado de acidez han tenido un efecto profundo en la salud del pueblo. Sobre todo, se notan las consecuencias en la generación actual de jóvenes. Hoy en día muchos niños en Japón usan lentes y llevan frenos para enderezar los dientes, cosa que antes era muy rara.

Aunque es fácil generar acidez con emociones negativas, estrés, o ciertas comidas, el cuerpo no produce minerales alcalinos por sí mismo. Tenemos que ingerirlos, especialmente en forma de verduras, hojas verdes y suplementos para promover una mejor salud. La actitud mental tiene mucho que ver, igual que nuestras emociones. El amor causa alcalinidad y el odio más acidez. Es un error creer que las frutas ácidas aumentan la acidez de la sangre. Al contrario, desenlazan reacciones químicas que cambian la acidez en alcalinidad. Hay personas que tienen miedo de comer cítricos o beber jugo de limón creyendo que les perjudicarán. ¡Es exactamente lo contrario! El ácido de las frutas convierte la sangre en alcalina y limas y limones se encuentran entre las frutas más saludables que hay. Lo que se fermenta y el exceso de proteína animal aumentan la acidez.

Nicolas Capo (1899–1977), trofólogo español, dijo que con ingerir diariamente jugo de limón fresco se pueden curar unas 170 enfermedades. Puedes ver lo que hace por ti tomando diariamente el jugo de dos limas o limones. Pronto te sentirás diferente. Después de unos días el color de tu papel tornasol va a cambiar. Con el jugo de la fruta ácida rápidamente se alcanza un pH neutro alrededor de 7.0. Con ello se elimina una amplia gama de síntomas.

Como el tema de la alcalinidad y el pH de la sangre es algo tan importante, voy a mencionar algunos alimentos que aceleran el cambio. Los más efectivos son: toda fruta ácida, especialmente limas y limones, melones, verduras de hojas verdes, germinados, ajo, cebolla, espárragos, cebada fresca o pulverizada, jugo de trigo germinado, clorela, espirulina, leche búlgara hecha en casa, ciertos aceites crudos como el aceite de oliva extra virgen, el aceite de coco, el aceite de cáñamo y el aceite de linaza; aguacates, almendras, tés de hierbas como manzanilla, gobernadora, flor de jamaica, así como verduras crudas, cocidas o en forma de jugo.

Hay que evitar todo lo posible los alimentos que generan acidez o solo ingerirlos en pocas cantidades. Entre ellos encontramos: carnes, pan con levadura, pastelería, alimentos procesados, cereales, café, sodas, margarina, verduras de lata, endulzantes artificiales, chocolate, vinagre blanco, aditivos químicos y toda clase de drogas, prescritas u otras.

Si tu sangre ha estado ácida por mucho tiempo, es posible que una dieta alcalina por sí sola ya no sea suficiente. Tendrás que agregar suplementos y aumentar el consumo de verduras con hojas verdes. Hacer ejercicio diariamente será de gran utilidad a tu régimen de salud. Igualmente, efectivos son los tés de hierbas, los jugos de verduras y el uso de hongos como *chaga, reishi* y otros. En Asia se conocen por sus efectos positivos para lograr la longevidad. El polen de abeja, ajo, germinados y clorofila en cualquier forma permiten una recuperación rápida. Los bebedores del "divino néctar dorado" deben de checar su orina cada mañana antes de tomarla. Si está muy ácida se recomienda no agregar daños al mal sino esperar hasta que el pH suba a siete. Puede suceder en el curso de la misma mañana o más tarde durante el día. Dar un reposo a nuestro sistema digestivo o comer solamente dos comidas al día en lugar de tres o cuatro, también tiene efectos benéficos. Hay que eliminar primero los parásitos y los hongos porque chupan valiosos minerales y mantienen la sangre ácida. Además, dejan sus desechos, aumentando la acidez todavía más. Una limpieza esporádica del colon, del hígado o tonificar los riñones fortalece nuestro sistema inmunológico y cambia el pH rápidamente. Lo más efectivo es el ayuno o las monodietas.

Una caminada a paso rápido al aire libre también contribuye a mejorar el estado de la sangre. Con un papel tornasol a la mano puedes medir la saliva o la orina antes y después de la caminata. Vas a notar la diferencia. Se obtienen grandes beneficios después de unas vacaciones relajadas en la naturaleza o tras un paseo a lo largo de la orilla del mar. El agua del mar tiene un pH neutral de casi 7.0. Además, durante las vacaciones estamos más alejados de las frecuencias electromagnéticas. Tenemos menos estrés y nos reímos más. Todo lo que reduce el estrés también reduce la acidez.

Luego está el simple acto de masticar. Masticar cada bocado por lo menos treinta veces produce enzimas y aumenta la alcalinidad. Masticar es probablemente la práctica menos costosa y más rejuvenecedora que hay.

Otra cosa que ayuda es un baño alcalino. En el pasado se creía que una piel saludable debía de estar ligeramente ácida. La piel de un bebé es alcalina, lo mismo el líquido intrauterino durante el tiempo de gestación. ¿Será posible que nuestra piel sea ácida debido a las excreciones del interior del cuerpo? Puede que siendo ácida no sea su estado ideal. Una forma muy efectiva de cambiar el equilibrio ácido/alcalino a nuestro favor es con baños en el mar o en agua alcalina. Agregar una o dos tazas de bicarbonato de sodio o sal de Epsom a una tina con agua tibia, hace que el pH del agua aumente. Si te quedas en el agua por una hora con una temperatura de alrededor de 37 o 38 grados Celsius (98 a 100 grados Fahrenheit) al salirte, podrás comprobar que el agua de la tina estará más ácida. Si el pH del agua bajó de 8.5 a 7.5 tu cuerpo eliminó parte de su acidez y la acidez del agua subió diez veces. Los padecimientos tales como reumas, artritis, sudores nocturnos o problemas de la piel mejoran considerablemente con baños en agua alcalina. Tu piel olerá más bonita y se sentirá más suave.

Los hongos no pueden existir en un pH más arriba de 8.0. En Europa los baños en tina con agua caliente y jabón alcalino se acostumbraban cada semana hasta que la tina se reemplazó por la regadera más práctica. Un baño semanal en tina con bicarbonato de sodio o sal de Epsom puede convertirse en una fuente de juventud, dejando la piel suave, limpia y rosada.

Un secreto que vale un millón de dólares: es sumamente importante que el pH de la sangre se encuentre entre 6.8 y 7.4. Una forma de lograrlo es agregar un cuarto de cucharadita de bicarbonato de sodio a cada galón de agua y beberlo durante el día. Alternativamente, se puede agregar una pizca de bicarbonato dos veces al día a un vaso de agua con limón por cierto tiempo. Hay que ver si la sangre no se hace demasiado alcalina porque tendría el efecto opuesto. En una emergencia se puede tomar un vaso de agua o menos, con media cucharadita de bicarbonato. Lo probé una vez en la noche y me sentí maravillosamente bien todo el día siguiente. El remedio alcaliniza inmediatamente. Puede que duermas mejor y temporalmente quizás hasta sientas euforia. No conviene usarlo a largo plazo.

Espejito, espejito mágico ...

Lo que comemos nos ayuda a estar más sanos y con ello sentar las bases para más alegría y una apariencia atractiva. Sin embargo, queremos usar cosas más directas para lucir bien. Tanto las mujeres como los hombres somos algo vanidosos. Queremos vernos bien ante los demás. Los hombres van al gimnasio y hacen ejercicio. Las mujeres invierten su dinero en productos de belleza. Más que nada es la piel la que dice mucho sobre nosotros. Les preguntaron a hombres de diversas nacionalidades qué es lo que más les gustaba en una mujer. Todos coincidieron en que un cutis sano y limpio es de lo más atractivo. La piel es una de las primeras cosas que notamos en otros. Sobre todo, el rostro refleja mucho de nosotros. Puede ser el estado de ánimo, enfermedades, cansancio, depresión o tensión nerviosa. Igualmente puede reflejar condiciones físicas a través de manchas, hinchazones, ojeras, arrugas, acné y mucho más. Por otra parte, también puede expresar alegría, buena salud y vitalidad, según sea el caso.

Los cosméticos ayudan a ocultar pequeñas imperfecciones y acentúan la belleza individual. Desde luego tienen su lugar en la vida moderna. Afortunadamente cada vez hay más compañías que usan ingredientes naturales con menos perjuicio para la piel. Un buen maquillaje puede hacer la diferencia entre una mujer prácticamente invisible y otra que se ve como estrella de cine, que logra que las cabezas giren en su dirección. Aun así, el mejor maquillaje es el que no se nota, o sea, el que nos hace ver como bellezas naturales que no necesitan ayuda.

Lo ideal es acentuar nuestras mejores facciones. Hay una gran diferencia entre lucir natural y aparecer totalmente "al natural". El novio de una amiga le dijo que prefiere que ella no use maquillaje, que la quiere tal como es. Ella lo complació y dejó de usar sus cosméticos por completo. No se pintaba los ojos, ni la boca, ni nada. No era lo que esperaba el hombre. Empezó a salir con otra mujer más atractiva. Moraleja: cuando alguien te dice que te ves bien "al natural", lo más probable es que quiera decir que no te pintes demasiado.

Una piel limpia se regenera más fácilmente y luce mejor. Si usamos cosméticos para embellecernos, hay que dar preferencia a los que tienen ingredientes puros. Lo ideal sería aplicar solamente productos naturales. Los cosméticos comerciales necesitan conservadores químicos para no descomponerse. Aun así, las cremas, los perfumes, las lociones y las sales para el baño nos hacen sentirnos bellas, y esto es muy importante. Nos dan la sensación de merecer algo de lujo.

Los ingredientes químicos resecan la piel. Para volver a hidratarla podemos usar aceites, hierbas y mascarillas naturales. La base sigue siendo una buena alimentación y purificación interna. Lo mejor es la combinación de ambos. Un maquillaje discreto disimula pequeñas imperfecciones y realza nuestra belleza. Aumenta nuestro autoestima y hace que nos veamos más radiantes. Los lavados intestinales o colónicos también contribuyen a mejorar la piel. Una de mis clientes que sufría de acné grave, se hizo varios colónicos y desde la primera vez su cutis mejoró notablemente. La famosa actriz May West se hacía lavados con agua mineral casi diario. Otra partidaria de los colónicos era la Princesa Diana de Inglaterra y, hasta la fecha, algunas de las actrices más conocidas de Hollywood consideran los colónicos como una parte importante de su rutina secreta para tener mayor vitalidad y belleza.

Las dietas y los lavados internos no producen los daños que pueden causar algunos productos externos. Para blanquear la piel y eliminar las manchas hay cremas con hidroquinona. Sus efectos secundarios son tan serios que en Europa se retiraron del mercado. Hay aditivos químicos que hasta pueden causar cáncer. A pesar de que el efecto de lo natural es menos dramático, con un poco de paciencia y constancia se obtienen mejores resultados.

A veces es difícil saber si un artículo o procedimiento anunciado da el efecto esperado. En la televisión se ven fotos de personas antes y después de usar ciertos productos. El cambio puede ser impresionante y nos preguntamos si las imágenes son reales. Es un hecho que un fotógrafo talentoso puede hacer milagros. La última vez que tuve que renovar mi pasaporte fui a un estudio profesional. Encargué las copias que faltaban. La foto inicial no me favorecía. Como no me quería ver así por los siguientes diez años, le pregunté al fotógrafo si podría corregir las ojeras. Asintió y las hizo desaparecer con unas maniobras en su computadora. Contenta con el efecto, le pregunté si sería posible suavizar las líneas alrededor de mi boca y mejorar la apariencia de los dientes. Me complació. La obra final salió bonita, aunque el artista comentó que tenía que parar las correcciones porque la foto era para un pasaporte y yo tenía que quedar reconocible. Quedé satisfecha. Ahora la foto se ve como me gustaría lucir, por lo menos diez años menos de los que tengo. Es algo a qué aspirar y no sentirme deprimida cada vez que la veo o que me recuerde el paso de los años.

La aplicación artística del maquillaje puede trasformar a una persona a tal grado que hasta las supermodelos admiten que uno probablemente no las reconocería si las viera en la calle sin maquillarse. En su vida privada usan poco maquillaje porque conocen el efecto dañino que tienen los cosméticos comerciales. En su trabajo lo usan para verse despampanantes. Es la forma de vender lápices labiales, pasta dental, tintes para el cabello o cremas contra manchas y arrugas. Estas mujeres se trasforman según el gusto del público. La idea es hacernos creer que después de usar los productos nos vamos a ver tan sexy y atractivas como las modelos, algo que rara vez sucede.

Una mujer famosa en el mundo de los cosméticos, Helena Rubinstein o Mary Kay, admitió que no hay ningún producto en el mercado que pueda borrar las arrugas de forma permanente. Aunque los cosméticos ayudan, un aspecto radiante se crea desde adentro. Una buena limpieza de la cara todas las noches antes de acostarse es esencial. Si hay oportunidad, lo mejor sería de vez en cuando no usar nada. La piel se regenera con más rapidez. Tomar agua de buena calidad, consumir aceites saludables, tomar vitaminas y dormir de seis a ocho horas diarias ayudan desde adentro. Si tenemos tiempo, podemos aplicar de vez en cuando una mascarilla. Lo natural siempre es superior.

Otras alternativas consisten en cambios en la alimentación, hacer ejercicio para mejorar la circulación, una purificación interna o incluso prácticas espirituales. Estas últimas nos pueden dar paz y equilibrio emocional. Las personas que practican la meditación o tienen fe en Dios a menudo se ven radiantes. Quizás entreguen sus problemas a un poder superior o sientan más empatía o compasión por los demás. Para verse bien no hay nada mejor que el poder del amor. Estar enamorada o meditar con regularidad no cuesta dinero y aumenta nuestro atractivo más que cualquier cosmético.

Entre las cosas sencillas que ayudan a que la piel luzca mejor están las mascarillas de frutas o ciertos aceites. También la vaselina aplicada en la noche es muy efectiva como humectante. A la mañana siguiente el cutis se ve más fresco. No conviene usarla cuando uno duerme acompañada. La pareja puede asustarse de tanto brillo. El jugo de naranja fresco aplicado en la cara por la noche también mejora la textura de la piel. Es calmante y la aclara. El jugo de limón o de limas frescas tiene efectos más rápidos, sobre todo en casos de acné. Bebiendo jugo de limón, solo o diluido con agua (con un popote para proteger el esmalte de los dientes) ayuda aún más.

Hace tiempo vino a verme una joven con un caso grave de acné. Le recomendé que después de lavarse la cara en la noche se pusiera jugo de limón y luego se enjuagara con agua. Ella entendió mal y se dejó el jugo de limón toda la noche. Al mes su piel se veía muy bonita y limpia, sin rastro del acné que había tenido antes. Me dijo que al principio el jugo de limón le picaba, pero se acostumbró y quedo asombrada del buen resultado que le dio.

A continuación, hay algunas recetas para mascarillas naturales:

1. La **miel de abeja virgen** ha sido usada en preparaciones de belleza durante siglos. Ayuda a cerrar heridas leves, quitar manchas, contra erupciones, resequedad e incluso borra pequeñas cicatrices. Se mezclan cinco cucharadas de miel virgen con una cucharada de agua y otra de alcohol de caña. Hay que

dejarla unos quince minutos antes de enjuagarse. Lo ideal sería aplicar la mascarilla diariamente por un mes y luego solo dos veces por semana. El cutis mejora notablemente.

2. El **barro** es calmante y sanador. Penetra profundamente a través de las capas superiores de la piel. El más recomendado es el verde de Francia, que también puede ingerirse por la mañana después de remojar una cucharadita toda la noche en un vaso de agua. Purifica el tracto intestinal y se recomienda para neutralizar efectos de radiación en el cuerpo. Aplicado como mascarilla gradualmente reduce arrugas, acné y borra cicatrices pequeñas.

3. El **yogur** trabaja como exfoliante natural debido a su contenido de ácido láctico. La leche búlgara recién hecha es mejor aún. Con todos sus nutrientes y enzimas renueva la piel. Puede dejarse media hora o toda la noche.

4. La **levadura de cerveza** es rica en vitaminas del complejo B. Contiene algunos minerales y aminoácidos y es una fuente excelente de ADN y ARN, los ácidos desoxidoribonucleico y ribonucleico. Se mezcla una cucharadita de levadura con agua y se deja puesta de cuarenta y cinco minutos a una hora. Debe de estar completamente seca antes de quitarla, sin agua. Como aumenta la circulación, la piel queda un poco roja al ser estimulada. Después adquiere un tono rosado y queda bien nutrida.

5. **Zanahoria rallada y aceite de oliva.** Una dama mayor de setenta años compartió que el aceite de oliva extra virgen era su santo remedio para mantenerse joven. A pesar de su edad no tiene arrugas. Dijo que usaba el aceite en ensaladas, con pan o solo, tomando una cucharada cada mañana. Está convencida de que el aceite hace maravillas por su piel. Agregó que ocasionalmente se aplica una mascarilla de zanahorias ralladas con el aceite de oliva extra virgen. La señora se ve superbién. Se puede decir que su receta dio resultados.

6. Mascarilla de **papa cruda.** Hay algo en las papas crudas que es calmante y blanquea toda clase de manchas. Los últimos productos de belleza en Europa incluyen papa como ingrediente

principal. Se ralla la papa cruda, mezclándola con un poco de leche y luego se deja veinte minutos antes de enjuagar la cara.

7. La **clara de huevo cruda.** Esta mascarilla es un clásico. Algunas mujeres creen que quita las arrugas más rápido que cualquier otra cosa. Se bate ligeramente la clara de un huevo y luego se esparce sobre la piel. Después de unos diez minutos se quita con agua.

8. Uno de los suplementos más efectivos para regenerar la piel rápidamente es el aceite de hígado de pescado tomado. Contiene grandes cantidades de vitamina A y ayuda con varios problemas. Una cucharadita al día deja la piel radiante y le da un tono de color rosa, mejorando su aspecto al mismo tiempo.

Las más bendecidas son las personas que llevan una dieta a base de alimentos crudos. Algunas mujeres de setenta años o más a menudo no se ven mayores de treinta o cuarenta. Este tipo de dieta es muy poderosa para rejuvenecer no solo la piel sino todo nuestro organismo. Mejora nuestra salud y apariencia desde adentro. Recuerdo el testimonio de una vecina de mi mamá en Alemania. Ella rentaba un cuarto a un maestro de escuela. Después de vivir con ella varios años, el joven fue trasferido a otra ciudad. Ambos se mantenían en contacto con llamadas telefónicas y mandándose tarjetas en los días festivos.

Años más tarde, cuando pasó por su vecindad, el maestro decidió a visitarla. Grande fue la sorpresa de la señora cuando el hombre, que ahora estaba en sus sesentas y jubilado de la escuela, se veía igual de joven que cuando lo vio la última vez, o sea unos veinte o treinta años atrás. Aún tenía su cabello rubio oscuro. Se veía esbelto y lleno de energía. La señora le preguntó qué había hecho y él le contó su historia. Dijo que con tanto estrés en la escuela llegó a sufrir de alta presión y empezó a subir de peso. A menudo se sentía cansado, pero siguió trabajando hasta que por razones de salud se vio obligado a retirarse antes del tiempo.

Fue entonces cuando oyó de los beneficios de la dieta cruda. Empezó a picar verduras y se preparaba jugos frescos varias veces al día. Gradualmente dejó de comer toda comida cocida. Compró un tráiler y gozó su libertad para viajar a diferentes lugares. Se quedaba en sus lugares predilectos, a veces cerca de un lago, otras cerca de alguna ciudad, en la orilla del mar o cerca de algún bosque. Durante la temporada fría viajaba hacia el sur para luego regresar en la primavera. Cada vez se sentía mejor. Finalmente se independizó de los restaurantes y los hoteles. Con esta nueva libertad convirtió su sueño en realidad, que era viajar y conocer diferentes lugares y culturas.

Quise saber qué más había hecho este maestro y le pedí a la vecina que tratara de recordar más detalles. Aparentemente el hombre había seguido la dieta cruda por diecisiete años antes de volverse a presentar. Aparte de comer todo crudo, hizo énfasis en lo importante que era el ejercicio, como caminar con regularidad o usar un trampolín. Aparte de comer verduras y algunas frutas, cada mañana se preparaba un "*muesli*". Es una especie de granola compuesta de avena, nueces y pasitas. Admitió que de vez en cuando sentía que necesitaba más proteína. Entonces comía una lata de atún o una papa horneada, pero que esto era raro.

Aunque uno no sienta malestares, es bueno llevar un buen régimen de salud. La dieta sigue siendo la clave para adquirir belleza y mantenerse en óptimas condiciones. Para la limpieza de la piel el jabón negro de África es uno de los mejores limpiadores suaves. Está hecho con miel de abeja, aceite de semilla negra y corteza de árbol molida. También el bicarbonato de sodio es un excelente limpiador de la piel. Se puede usar una o dos veces por semana en lugar de jabón y al mismo tiempo como un ligero *peeling*. El aceite de jojoba y el aceite de rosa mosqueta tienen fama de ayudar a eliminar arrugas, pequeñas cicatrices y manchas, dándonos con el tiempo, la apariencia de un cutis de porcelana.

Una turista que regresó de Nicaragua compro allá el aceite. Dijo que el dueño de la tienda tiene allí una foto de sí mismo. La foto fue tomada después de un accidente en motocicleta que le dejó cicatrices en la cara. Él afirmó que tan solo la aplicación constante del aceite de rosa mosqueta restauró su piel en menos de dos años. Con el uso de estos productos se dan mejorías notables. Cuando los usé, a menudo me decían lo bien que me veía. Aun así, sigo creyendo que cualquier cambio importante y duradero solo viene de adentro.

Lavados intestinales y colónicos

Es un tema del que nadie presume al menos que le ayude a ganar dinero. No se puede decir que el cuidado natural de nuestra salud esté completo si no nos preocupamos por la limpieza interna. Debemos de mantener el intestino lo más limpio posible. El intestino grueso, llamado colon, ofrece un terreno ideal para que se multipliquen las bacterias, los parásitos y los hongos. A través del tiempo, se van formando capas de mucosidad atrapando metales nocivos, partículas de comida y otros residuos. Esto puede causar fermentación y putrefacción con la consecuencia de que se forme gas con malos olores y origine otras alteraciones internas. ¡El colon de un adulto puede retener hasta treinta libras de materia fecal!

Una dieta con enzimas, fibra, agua y clorofila ayuda a las evacuaciones regulares. Aun así, uno puede quedar sorprendido del contenido. Tanto los ayunos ocasionales como los suplementos para fortalecer el hígado o los compuestos especiales para eliminar los parásitos y la cándida ayudan a llevarnos en la dirección deseada. Cualquier forma de purificación interna se logra cuando sale más de nuestro cuerpo de lo que entra. Sobre todo, debe removerse la materia fecal vieja y endurecida. Los lavados intestinales y colónicos aceleran esta purificación, especialmente durante el tiempo de ayuno. Sin estos baños internos el cuerpo puede volver a absorber las toxinas que tratamos de eliminar. Tal limpieza interna beneficia notablemente la apariencia de la piel. La sangre estará más pura y por lo mismo mejorará la circulación. También el estómago se reduce. ¿A quién no le interesaría verse mejor y tener una cintura más pequeña?

Los lavados intestinales no reemplazan el proceso de una digestión natural. Aunque se pueden hacer a cualquier hora, el tiempo ideal para llevarlos a cabo es después de evacuar. Cualquier lavado puede traer a la luz cantidades de desechos indeseables. En el peor de los casos se ven cosas oscuras, mucosidad, restos causados por levaduras, parásitos o químicos de varios colores, bastante malolientes. Uno de mis clientes estaba tan enfermo, que cuando decidió hacerse un lavado intestinal, lo que salió fue una especie de lodo negro con matices púrpuras. Probablemente eran residuos de medicamentos que había tomado años atrás. A veces la gente se asusta cuando ve algo tan feo. Yo encuentro peor el hecho de que tales toxinas queden escondidas dentro del cuerpo o se vuelvan a reabsorber. Es entonces cuando uno sufre las consecuencias en forma de enfermedades o envejecimiento prematuro.

Mas importante que en cualquier otro momento, es la limpieza durante el ayuno. Con un ayuno prolongado, uno puede sentirse cansado y bajo en energía sin los lavados intestinales y la recuperación toma más tiempo. Las personas que purifican su interior por lo general sienten muy pocos malestares durante el ayuno. De hecho, la mayoría se sienten muy bien, a veces mejor que cuando estaban comiendo. Durante el ayuno el cuerpo dedica su energía a la eliminación de substancias tóxicas, cosas que no sirven, en lugar de usarla para la digestión. Estos residuos se aflojan y deben de salir lo antes posible. A nadie le gusta hacerse lavados intestinales. Son incómodos, sobre todo para gente con sobrepeso, las de mayor edad y personas enfermas. En tal caso es preferible pedir la ayuda de otra persona.

Si decides hacerte un lavado en casa, procura hacerlo en la forma más sencilla. El equipo más apropiado consiste en una pequeña cubeta de plástico transparente, diseñada especialmente para este fin. Puede contener aproximadamente un litro y medio de agua. También hay bolsas de hule en las farmacias que tienen el mismo propósito. Yo prefiero la cubetita, porque se detiene en el borde de la tina y uno ve la cantidad de agua que queda. Cualquiera de los dos permite controlar la cantidad de agua que entra. Por lo general hay un broche en el tubo que sale de la bolsa o de la cubetita, que se puede abrir o cerrar. Tan pronto como sientas presión, puedes apretar el broche para que no entre más agua o poder expulsar lo que hay en el cuerpo. El agua para el lavado puede ser tibia o fría. En lugar de agua se puede usar algún té de hierbas, como manzanilla, por ejemplo, o café. Si prefieres, puedes agregar una cucharadita de agua oxigenada, clorofila, un poquito de bicarbonato, jugo de limón o gotas de aceite de orégano al agua. Usar simplemente agua purificada sin cloro es suficiente.

Respecto a la temperatura, el agua tibia relaja y limpia a fondo. El agua fresca es más estimulante. En ocasiones uno no puede retener mucha agua, sobre todo al principio. ¡No te preocupes! Aun cuando entre poca agua, hace efecto. Sueltas el agua e intentas otra vez. Probablemente quedes sorprendida de lo que verás en el inodoro. Poco a poco los bloqueos se quitan y es más fácil retener el agua.

La idea es la de sacar la mayor cantidad de residuos. Para ayudar aún más a la eliminación es recomendable tomar un té laxante la noche anterior. En los EE.UU. venden **Smooth Move** y **Get Regular** en las tiendas naturistas. Otra opción es la de disolver una cucharadita de sal de Epsom en un vaso de agua y beberlo en la mañana. A los treinta minutos habrá una evacuación semilíquida. Cuanto más limpio el intestino, mejor penetrará el agua.

Hecho en forma profesional, este tipo de lavado se llama colónico o irrigación del colon. Se aplica con una máquina especial y es mucho más cómodo que hacerlo en casa. Uno se acuesta en una cama o mesa para masajes en la oficina del terapeuta. Éste, por lo general es una persona bien entrenada y con años de experiencia, inserta un tubo de plástico desechable en el recto (el tuyo). La máquina usa aproximadamente 45-60 litros de agua purificada para enjuagar el colon una y otra vez. Cada sesión dura aproximadamente una hora. Los efectos son más profundos que cuando uno practica un lavado en casa.

Los colónicos pueden resultar caros, dependiendo del área donde uno viva, aunque la experiencia sea más agradable. Con el terapeuta, el agua sale del tubo que fue insertado en el recto, pasa por una especie de tanque de vidrio parecido a un acuario y es allí donde se ven los desechos antes de salir al desagüe. Hay casos donde se observan gusanos, vivos o muertos, mucosidad, levadura o bilis. La terapeuta puede ayudar a interpretar el escenario. Es fascinante porque después de todo es algo tuyo y no un cuento de hadas relatado por otras personas. Según va saliendo el agua, notarás una diferencia en tu bienestar. En algunos casos la terapeuta sabe lo que has estado comiendo. Te puede decir si lo que sale se formó recientemente o si son substancias y adherencias antiguas. Con un cambio en tu dieta van a salir menos toxinas y el agua queda más limpia. Si sale limpia desde un principio, no necesariamente quiere decir que el colon está limpio. ¡Al contrario! Puede ser que las substancias están tan pegadas, en algunos casos hasta petrificadas, que se requieran más lavados. A veces se trata de microorganismos nocivos que no se detectan a simple vista. Lo que cuenta es como te sientas después. Por lo general la sesión de hidroterapia es una experiencia agradable. No es nada que temer. Después te sientes más liviana, quizás hasta rejuvenecida y con ganas de volar.

Ni los colónicos o los lavados hechos en casa substituyen una buena dieta. Las toxinas se vuelven a formar una y otra vez. Sería como limpiar tu casa una sola vez y pensar que se mantendrá limpia de allí en adelante. No es así. Hay que cuidar continuamente lo que entra y sale del cuerpo. Para asegurar buenas eliminaciones hay que tomar agua, escoger alimentos con fibra y tomar enzimas. Los suplementos especiales ayudan a remover la mucosidad, empujándola hacia el colon. Hay personas que tienen la idea de que los colónicos les quitan la flora intestinal buena junto con los desechos. En mi opinión solo sale lo que no debe de estar allí. En caso de dudas conviene tomar algún probiótico antes y después de los lavados. Aunque es una decisión personal, lo más probable es que después de un colónico te sientas tan bien que quieras sonreír todo el día.

Un ejemplo excelente de lo que una dieta vegana en combinación con purificaciones internas puede hacer, es el señor Víctor Earl Irons (1895–1993). De hecho, él invento la Tabla Colema, que es un híbrido entre irrigaciones del colon profesionales y lavados simples hechos en casa. Esta tabla se puede usar una y otra vez y no causa gastos aparte del agua. Como otros naturistas destacados, el Sr. Irons en su juventud vivía de comida chatarra y se enfermaba. Comía pasteles y dulces. Su debilidad eran los chocolates. A consecuencia de ello llegó a sufrir un tipo de artritis de la espina dorsal extremadamente dolorosa a la edad de cuarenta años, un padecimiento que lo dobló y lo deshabilitó. Seis médicos en la ciudad de Boston, Massachussets, lo diagnosticaron como incurable. Después de leer artículos sobre métodos naturales de curación Víctor Irons empezó a purificar su organismo con ayunos, alimentos naturales y suplementos sin usar ningún medicamento. En menos de dos meses ya no tenía dolor y a los catorce meses ya no había señas de la enfermedad "incurable."

A la edad de setenta y dos años se volvió a casar e inició su segunda familia. Tuvo su ultimo hijo a la edad de ochenta años, prueba de su vitalidad y vigor. Se murió en 1993 a la edad de noventa y ocho años a consecuencia de las complicaciones en un accidente automovilístico.

¿Qué era lo extraordinario de Víctor Irons? Primero, era testimonio viviente que comer frutas y verduras tiene efectos positivos. Aparte de su dieta cruda, desarrolló un suplemento especial compuesto del jugo verde de los brotes de cereales de cebada, avena, centeno y trigo. Creía que estos germinados tenían un contenido de nutrientes tan elevado que eran un alimento completo para cualquier mamífero sin ocasionar deficiencias. Sin embargo, su adición más importante al campo de la salud natural fue el énfasis sobre la limpieza intestinal. Creía que el mejor alimento y los mejores suplementos quedaban sin efecto si el cuerpo no los podía absorber, lo que sólo era posible con una higiene interna apropiada. Víctor Irons recomendó el uso temporal de la bentonita, un absorbente poderoso para materias tóxicas, en combinación con cáscaras de psilio. Sobre todo, hizo énfasis en la importancia de los lavados intestinales.

La Tabla Colema que inventó Víctor se puede usar en casa. Es menos cara que los colónicos y más efectiva que los lavados intestinales caseros. Hasta la fecha se usa con gran éxito en combinación con las dietas vegetarianas en algunos centros naturistas.

Eliminar los metales pesados

En lugar de esperar la oportunidad para cambiar nuestro estilo de vida para siempre, es preferible hacer pequeños cambios y continuar con ellos si notamos beneficios. Es humano fallar, pero podemos volver a empezar; siempre haciendo lo mejor que podamos. Con cada experiencia aprendemos algo nuevo. Siempre habrá tentaciones que nos desvíen del plan original. Hay que continuar. Algunos pequeños pasos con constancia llevan más rápido al éxito que los cambios drásticos que son difíciles de mantener.

Uno de los peligros más grandes para la salud hoy en día son los metales pesados. Rara vez nos damos cuenta de su presencia, a pesar de que prácticamente nos afectan a todos. Estas substancias se acumulan gradualmente y con el tiempo tapan las arterias. No causan dolor ni otros síntomas durante años. Simplemente estar expuesto al tráfico y respirar los gases de los escapes de los vehículos puede ocasionar que residuos de plomo y otros metales pesados entren a nuestro cuerpo a través de la respiración. Poco a poco impiden la circulación sanguínea. Por lo mismo pueden afectar el cerebro, la vista, el corazón, el sistema nervioso, las glándulas o dañar cualquier órgano sin que nos demos cuenta de la verdadera causa. La presencia de estos metales nocivos puede manifestarse de muchas maneras, afectando la piel, las articulaciones, nuestro estado de ánimo, incluso pueden causar una falla cardiaca o el envejecimiento prematuro.

Entre las fuentes de metales pesados que nos dañan están los rellenos dentales, el uso de ollas de aluminio, el consumo de pescado de granja, la aplicación de desodorantes comerciales, las vacunas, algunos cosméticos, la pasta dental, los aditivos en los alimentos, los rayos X, el agua que bebemos, el asbesto y el aire contaminado. Hoy en día casi nadie se escapa. Hay cientos de substancias nocivas, que no solamente son tóxicas para el organismo, sino también extremadamente difíciles de detectar y eliminar. Los principales metales perjudiciales son plomo, arsénico, cadmio, aluminio, mercurio y flúor.

La medicina alternativa ofrece un proceso llamado quelación para quitar los depósitos de las arterias. Por lo general se practica en un ambiente clínico por médicos especialmente capacitados y con el objetivo de evitar cirugías del corazón. En muchos casos avanzados ha salvado la vida de los pacientes. La palabra "quelación" significa "agarrar". Durante el tratamiento se inyecta un quelante, por lo general el ácido etilendiaminotetraacético (EDTA por sus siglas en inglés), en forma intravenosa, que después de "agarrar" los metales nocivos, sale del cuerpo. Cada tratamiento dura aproximadamente una hora y para ser efectivo y dar resultados duraderos se requieren de cinco a treinta sesiones, lo que puede salir bastante caro. La substancia inyectada es eliminada por la orina junto con los metales. Como el procedimiento puede sacar al mismo tiempo elementos benéficos, como calcio, magnesio y otros, el profesional capacitado los reemplaza para evitar efectos secundarios.

Aunque la quelación es el procedimiento menos invasivo y ha servido hasta en casos de emergencia, es preferible no esperar hasta que la vida del paciente esté en peligro, o sea cuando una embolia o un ataque al corazón sean inminentes. Lo mejor es cuidarse a tiempo y prevenir cualquier desastre. También hay que tomar en cuenta que las arterias no se tapan de un día para otro, sino que se trata de un proceso lento y largo, del que no nos damos cuenta. Podemos remover los metales pesados y otras toxinas mediante la ingestión de quelantes orales o por medio de ciertos alimentos. Una vez que los vasos sanguíneos vuelvan a estar limpios, la circulación mejorará y la persona afectada tendrá más energía. Probablemente experimente más claridad mental, vea mejor, tenga una piel más bonita y desaparezcan otras molestias.

También tiende a disminuir las varices y en algunos casos desaparecen por completo.

Los alimentos más recomendados para purificar el organismo son todas las verduras de hojas verdes. La clórela y el cilantro han sido especialmente efectivos para remover los metales pesados. Otros quelantes naturales son: la vitamina C, el MSM (metilsulfonilmetano, que es un tipo de azufre orgánico y se da en forma natural), el selenio, las frutas frescas, las enzimas, el ajo, y los probióticos. Conviene ingerirlos todos los días. Igualmente, los ayunos representan uno de los métodos más efectivos para obtener buenos resultados en destapar las arterias. El selenio lo encontramos en alimentos como nueces de Brasil, avena, arroz integral, semillas de girasol y espinacas. El atún, las sardinas y el salmón también son fuentes de selenio. Se recomienda consumir más fruta, tomar agua pura, jugos naturales, verduras crudas o seguir un tipo de semiayuno, es decir, no comer nada hasta alrededor de mediodía o no cenar. De hecho, el plan de no desayunar ha ayudado a miles de personas a mejorar su salud rápidamente.

Hacer la primera comida después de mediodía es la forma más efectiva para reforzar nuestros ciclos metabólicos naturales. En *"Fit for Life"* (*La antidieta*), uno de los libros de mayor venta internacional de Marilyn y Harvey Diamond, se detalla la importancia de seguir los tres ciclos naturales. Cada uno dura aproximadamente ocho horas. El primer ciclo empieza a mediodía y termina alrededor de las ocho de la noche. Es el mejor tiempo para comer, porque es el tiempo que más propicia la absorción de alimentos. Durante el segundo ciclo, es decir, entre las ocho de la noche y las cuatro de la mañana, los nutrientes se usan para sanar y regenerar los tejidos. En el tercer ciclo entre las cuatro de la mañana y las doce del mediodía se activa la eliminación. Tan pronto empezamos a comer, la eliminación se interrumpe. Aunque los alimentos nuevos empujen los desechos anteriores, el proceso de la eliminación en sí, se interrumpe. Por lo mismo es recomendable empezar el día con pura agua o un desayuno muy ligero. Puede incluir fruta, un licuado verde, jugos frescos o simplemente agua; cualquier cosa que ayude a activar la eliminación. Tomar agua solamente, quizás con un poco de jugo de limón o un diente de ajo picado, puede ser una forma excelente para empezar el día.

Hay personas que han establecido un ciclo diferente. Son las que tienen hambre en la mañana y prefieren alimentos que les llenan: quizás un plato de avena, pan integral tostado, huevos u otra fuente de proteína. Especialmente durante las estaciones frías del año se antoja algo caliente o alimentos con más calorías. Nada está escrito en piedra. Un platito de avena con fibra y vitaminas del complejo B no solamente es sabroso, sino también beneficia el sistema nervioso y ayuda al crecimiento del cabello. Como lo más recomendable es comer solamente dos veces al día y no tres o más, en tal caso se puede eliminar la cena en lugar del desayuno.

Las verduras de hoja verde se cuentan entre los mejores quelantes que hay. Podemos ingerirlas en forma de ensalada, como licuado o jugo. Lo mejor es ingerir algo verde por lo menos una vez al día. La clorofila hace la sangre más alcalina y contiene nutrientes que el cuerpo necesita. Algunos de los animales más grandes, como el buey, el elefante y la jirafa, viven toda su vida de hojas verdes. Un hombre con el nombre de Toro Mattsui, cerca del Lago Hakone en Japón, vivió exclusivamente de espirulina por quince años. Aparentemente las plantas verdes comestibles son un alimento tan completo que no hay ninguna célula y ningún órgano del cuerpo que no se beneficien con ellas. Tanto las algas como las verduras de hoja verde neutralizan los ácidos y venenos en el cuerpo. En lugar de licuar verduras frescas podemos disolver polvos de espirulina, alfalfa, clórela, brotes de cebada o trigo en agua o jugo cítrico. Ahorra tiempo y, disuelto en jugo de naranja o toronja, sabe delicioso. De todas maneras, un jugo de hojas frescas siempre beneficia más.

La leche agria o leche búlgara hecha en casa también se considera como quelante natural. Combate la putrefacción interna y aumenta la cantidad de flora intestinal buena. Se ha usado en Bulgaria y otros países de los Balcanes desde tiempos antiguos. La gran cantidad de bacterias buenas en la leche agria elimina toxinas tanto del intestino delgado como del intestino grueso. El biólogo y científico ruso Élie Metchnikoff (1845–1916) buscó diferentes formas de prolongar la vida. Llegó a la conclusión de que se pudiera lograr al reducir el consumo de carne para disminuir las bacterias nocivas y en su lugar, consumir leche agria y ácido láctico. En conclusión, agregar microorganismos benéficos a la dieta puede evitar una gran cantidad de enfermedades, además de ayudar a mantenernos más jóvenes.

Una amiga de hace mucho tiempo comprobó esta teoría. Ella era pianista y había sufrido de cáncer años atrás. A pesar de que la enfermedad retrocedió temporalmente, regresó cuando la señora tenía ochenta años. Llegó a sentirse tan enferma que no podía ingerir ningún alimento con excepción de leche agria. Fue entonces cuando pidió a sus amistades que no gastaran dinero en flores, sino que, en su lugar le trajeran yogur y leche agria. Vivió exclusivamente de leche agria por seis semanas. Luego regresó a su dieta normal. Después del incidente aún vivió varios años con buena salud, entreteniendo a sus amistades con sus maravillosos conciertos de piano.

Al comer solamente yogur y semillas de linaza, alternando con jugo de cerezas negras, se pueden producir evacuaciones dos, tres o más veces al día. Quizás queda como misterio de dónde sale tanto desecho, pero pronto la piel se ve más radiante, uno baja de peso y se siente maravillosamente bien.

El requesón en lugar de yogur se recomendaba con gran éxito para toda clase de enfermedades por la mundialmente famosa médico, física y química alemana, la Dra. Johanna Budwig (1908–2003). Inventó una sencilla crema que curó a cientos de pacientes, incluso algunos en las últimas etapas de cáncer. La receta ayuda con la digestión y mejora notablemente la apariencia de la piel y del cabello. En uno de sus libros recomienda su famosa crema para gente que sufre de artritis, enfermedades del corazón, cáncer y varias enfermedades más. La receta parece demasiado sencilla para tener efecto sobre enfermedades mortales, pero la Dra. Budwig sanó a mucha gente, algunos de ellos sin esperanza de sobrevivir. A pesar de que la crema Budwig era el ingrediente principal en todos sus tratamientos, la doctora aconsejaba una dieta vegetariana y hacía otras recomendaciones.

Para preparar la crema: se mezcla en una batidora de aspas seis cucharadas de requesón o queso cottage bajo en grasa con tres cucharadas de aceite de linaza y un poco de leche descremada, hasta que los ingredientes adquieran una consistencia cremosa. Luego se agregan dos cucharadas de semillas de linaza recién molidas. Es opcional agregar semillas de chía, miel virgen, fruta o nueces. Según sus observaciones clínicas, la Dra. Budwig indicaba que la combinación del aceite con la proteína en estado de emulsión creaba una substancia nueva, diferente a los ingredientes originales y que de esta forma ayudaba al cuerpo a sanar y a rejuvenecer rápidamente.

El ajo no es el favorito de todo el mundo, pero es uno de los suplementos más curativos que existen, también como quelante natural. La mayoría de la gente lo evita por su olor desagradable. El jugo de limón fresco recién exprimido ayuda a quitar el problema. El ajo ha sido usado desde tiempos antiguos para toda clase de achaques. Es otro quelante natural excelente que purifica la sangre y limpia los vasos sanguíneos, mejorando la circulación de forma muy efectiva. El ajo se usa como antibiótico natural, para eliminar gusanos intestinales, para bajar el colesterol malo y en casos de presión alta. Fortalece el sistema inmunológico y es uno de los mejores remedios contra los resfriados y la gripe. Investigaciones recientes han mostrado que destruye células cancerosas y ayuda en la prevención de esta enfermedad. El ajo ha sido usado por los romanos, los egipcios, los griegos y los israelitas, incluso como talismán para alejar el mal. Cuando uno come ajo, hay que tener cuidado de no alejar a la pareja. El jugo de limón contrarresta el olor. Durante la Edad Media la gente que comía ajo tenía más posibilidades de sobrevivir la plaga bubónica. Comido en grandes cantidades, puede ser provechoso en la lucha contra el SIDA. Tiene cualidades antivirales, antisépticas y antibióticas.

Años atrás, una amiga me pidió que le recomendara algo contra las varices. Me enseñó sus piernas cubiertas de una red de venas hinchadas. La señora era de bajos recursos y cuando su esposo no tenía trabajo, ella no tenía nada que comer. En estas circunstancias no supe qué dieta aconsejarle. Para no decepcionarla, le dije lo primero que se me ocurrió: "¡Coma ajo!" Meses después nos volvimos a encontrar y ella me agradeció profundamente el remedio tan maravilloso que le había dado. Me sentí confundida. No le había dado nada. "¡Mire mis piernas!" exclamó, subiéndose un poco los pantalones. No vi nada. "¿Recuerda las varices que tenía?", me preguntó. Sí, ahora recordaba. Tenía las piernas cubiertas con una red de varices moradas y ahora habían desaparecido. "¿Cuántos dientes de ajo comió?" le pregunté con curiosidad. "Oh, unos dieciocho o veinte al día," me contestó. "Como Usted no me dijo cuántos, comí lo más que pude". La señora se veía más bonita que nunca y no se le detectaba ningún olor a ajo. No tengo idea cuanto tiempo comió ajo o cuántas veces. Solamente sé que parecía un milagro verla cómo estaba ahora con las piernas sin venas notables. El ajo debe de haberle quitado una gran cantidad de toxinas del cuerpo.

No hay necesidad de comer tal cantidad al menos que uno tenga algo serio o quiera liberarse de sus problemas con urgencia. Un diente al día, picado para que el cuerpo absorba mejor los efectos, es suficiente para mantener fuerte el sistema inmunológico. Se puede tomar por la mañana con un vaso de agua y jugo de limón o en la noche antes de acostarse.

Calentar la comida en el horno de microondas parece que también contribuye a la formación de elementos nocivos. Debe de evitarse a toda costa. Incluso, si en un restaurante le sirven la comida en un plato muy caliente, lo más probable es que la hayan metido en el microondas. Es aconsejable visitar otro lugar en el futuro, aunque tenga que esperar un poco.

Ingerir por lo menos una vez al día cualquiera de los quelantes naturales purifica la sangre y nos mantiene en buenas condiciones. Vale la pena, porque no solo ahorra gastos médicos y preocupaciones, sino que es la mejor forma de sentirse bien. Lo primero que entra en el cuerpo tiene más efecto. Por lo tanto, es recomendable tomar los suplementos primero ya que nos dan protección. Quizás se pueda comparar con un viaje en automóvil. Primero hay que asegurarse que todo está bien, que haya gasolina en el tanque y aire en las llantas. Prepararse bien evita que haya emergencias. De la misma manera, nuestro cuerpo responde con bienestar cuando le damos alimentos naturales y ciertos suplementos.

No hace falta entender todos los detalles. Nuestro cuerpo es algo tan complejo que ni siquiera los médicos entienden la totalidad de su funcionamiento, pero la naturaleza tiene su propia sabiduría. Ayuda al cuerpo a regenerarse y purificarse continuamente, aunque hace falta que lo apoyemos en su labor. Por otra parte, también nos avisa cuando no cooperamos. Es entonces cuando aparecen los malestares. Somos responsables de nuestras enfermedades y de la misma manera podemos generar salud. Se trata de purificar la sangre, de remover todo tipo de toxinas, incluyendo los metales nocivos. Los resultados hablan por sí solos. Si vamos por buen camino nos sentimos bien y nadie nos puede convencer de lo contrario. La experiencia es nuestro mejor instructor.

Las monodietas

L as monodietas son una forma de ayuno o semi ayuno. Por lo general son a base de fruta, comiendo un tipo de fruta a la vez por un día o más. Gracias a su contenido de fibra, agua orgánica, vitaminas y algunos minerales, estas dietas limpian el cuerpo en forma poderosa sin desnutrir. Al comenzar mi propia odisea hacia la salud me recuperé rápidamente de casi todos mis malestares siguiendo cada cuarto día una monodieta. Solo comía un tipo de fruta alternando con té de manzanilla y mi vida cambió. Aunque comer fruta es ideal, una monodieta se puede llevar a cabo con jugos, verduras, arroz, té de hierbas, o solamente agua. Variando de acuerdo con su color, su contenido, fragancia y la consistencia, cada fruta tiene beneficios únicos. Sabiendo escoger la fruta más indicada para cada quien, uno se cura más rápido, pero aun comiendo cualquiera de las otras va a traer beneficios.

A continuación, menciono algunas de las propiedades que se atribuyen a las diferentes frutas:

Manzanas	–	Fortalecen el sistema nervioso, normalizan la digestión y tonifican el hígado.
Papaya	–	Es laxante, calma el estómago y desinflama el intestino.
Piña	–	Mejora la digestión y ayuda a eliminar parásitos. Disuelve células de grasa, reduce hinchazones, desinflama, y es desinfectante. Igual que la papaya, la piña es muy rica en encimas.

Higos	–	Son laxantes y ayudan a eliminar parásitos.
Mangos	–	El mango se considera el rey de las frutas. Es laxante, corrige problemas de la digestión, vigoriza las glándulas sexuales y aumenta la fertilidad.
Sandia	–	Es diurética y conviene comerla sola, o sea sin comer otras frutas al mismo tiempo, y de preferencia con las semillas.
Cerezas	–	Son laxantes y mejoran el funcionamiento del hígado. Como combaten el ácido úrico, son de gran valor para disminuir las dolencias artríticas. Las cerezas contienen bastante hierro.
Uvas	–	Es una fruta laxante y diurética, que ayuda en casos de reumas, artritis y gota. Se cree que las uvas tienen propiedades anticancerígenas, especialmente las oscuras
Ciruelas pasas hervidas	–	disuelven mucosidad y son muy laxantes.
Chabacanos	–	Son de las frutas que más ayudan a rejuvenecer. Contienen cantidades de vitamina A y C, tal como magnesio.
Naranjas	–	purifican el hígado, son laxantes y alcalizan la sangre.
Limas/ Limones	–	Alcalinizan la sangre y tonifican el higado. Eliminan mucosidad y mejoran casi todas las funciones del cuerpo. Son de las frutas mas curativas de todas. (Hay que beber el jugo de limon con popote para proteger el esmalte de los dientes).

Anécdotas usando frutas:

Una joven de una ciudad del norte de México fue diagnosticada con cáncer en la matriz a la edad de 23 años. Los médicos le dijeron que el cáncer se había extendido a tal grado que era demasiado tarde para operarla. Ella empezó a leer libros sobre medicina natural, siguió dietas con diferentes clases de fruta, tomó baños de vapor y se hizo envolturas de barro. Con el tiempo, supo de los beneficios de las uvas en casos de cáncer. Como no tenía mucho que perder, empezó la dieta lo mejor que pudo comiendo uvas todos los días. Después de un año estaba libre de cáncer. Se embarazó y más tarde dio luz a una hermosa niña en el mismo hospital donde dos años antes la habían enviado a casa para morirse.

La guapa enfermera de Costa Rica, mencionada anteriormente, también afirma que curó su cáncer en la matriz comiendo solamente uvas y verduras de hojas verdes por seis semanas.

Otra de mis clientes decidió comer papaya por dos semanas. Al terminar el plazo que se había propuesto eliminó un gigantesco gusano. Aparentemente el gusano ya no se sentía feliz dentro de ella por falta de otros alimentos.

También comer temporalmente solo arroz, verduras o alimentos verdes puede considerarse como monodieta. Se trata de limitarse a consumir una sola clase de alimento a la vez. Una de las dietas más poderosas parece ser la de hojas verdes. Una guapa jovencita compartió que después de probar muchas dietas diferentes encontró la dieta más efectiva de todas: la dieta verde. Dijo que había perdido cerca de veinte libras en poco tiempo comiendo solamente cosas verdes y que se sentía maravillosamente bien. Comía ensaladas y no bebía otra cosa que jugos verdes y licuados. El día que la vi hasta llevaba puesto un vestido verde para hacer juego con su programa.

Quizás no sea necesario limitarse días seguidos para ver resultados. Cuando empecé en el camino naturista, comía una sola clase de fruta cada cuarto día y en menos de dos meses cambié de una persona muy enferma a una de radiante salud. Incluso un día de fruta por semana puede mejorar nuestro estado de salud más de lo que uno se imagina.

La clave para la salud está en la sencillez y en el poderoso efecto de los alimentos naturales. Cada quien va a su propio paso. Si un día entero es demasiado difícil, hasta substituir una comida al día por fruta o una ensalada cruda traerá excelentes resultados. Aun así, es una magnifica opción.

Avena para la salud y la belleza

Las hojuelas de avena se encuentran entre los cereales sin gluten más saludables de la tierra y tienen muchos beneficios. No es sorprendente que fuera el cereal favorito del profeta Mahoma. La avena se puede comer cocida o usarla en un licuado o *muesli* para mejorar el cabello, la piel y las uñas. Sirve para perder peso y para tener más energía. También calma el sistema nervioso y en la noche ayuda a dormir mejor. La avena contiene casi todas las vitaminas del complejo B y algo de vitamina E. Contiene carbohidratos, fibra, grasa y siete de los nueve aminoácidos esenciales. Esto quiere decir que su valor nutritivo es casi equivalente al de la proteína animal, sin las toxinas que encontramos en la carne.

La avena nos quita el hambre e incluye los minerales más importantes, como son hierro, magnesio, calcio, potasio, sodio, fósforo, zinc, cobre, manganeso y sílice. En otras palabras, la avena contiene tantos nutrientes que es casi un alimento completo. Puede ser combinada con fruta seca, nueces, semillas y hasta con verduras. Se puede agregar a caldos o mejorar su sabor con un poco de miel de abeja, canela o una pizca de sal de mar sin refinar. Pronto se nota su efecto rejuvenecedor. También se puede agregar cruda a los licuados.

Otra receta con excelentes efectos es la de remojar la avena en agua toda la noche, quizás unas dos o tres cucharadas, y a la mañana siguiente se licua con manzana o papaya. Se pueden agregar dos cucharadas de semilla de linaza molida y una cucharada de semilla de chía. Para mejorar el sabor es posible agregar miel de abeja y canela. Desde luego, la semilla de linaza y la chía también se pueden mezclar con avena cocida. Las personas que tienen dificultad con un ayuno de agua o comer fruta solamente, pueden probar con avena en su lugar. Casi no da hambre, aunque quizás se antoje algo más salado.

La avena mejora la digestión, nos da energía durante el día y ayuda a dormir mejor en la noche. Regulariza el peso, es decir, que quienes estén pasados de peso perderán algunas libras y los que estén demasiado delgados pueden aumentar. Comer avena con regularidad ayuda a bajar el colesterol, normaliza el azúcar de la sangre y algunas personas dicen que incluso mejora su vida sexual. El británico Claude Stanley Coules (1901–2011) era uno de los hombres más viejos que vivía en Australia. Se murió a la edad de 110 años. Su secreto para una vida larga era, en primer lugar, evitar toda clase de medicamentos y comer un plato de avena cada mañana. Bebía jugos de frutas y verduras frescas y nadaba en el mar hasta casi los cien años de edad. A pesar de que sirvió en la Marina, era pacifista. Publicó su primer libro cuando tenía más de cien años. Creía que comer avena diariamente y tomar aceite de hígado de bacalao como suplemento era el remedio infalible para mantenerse joven.

El Dr. Miguel Pros, médico español que vive cerca de Barcelona, curó a miles de sus pacientes con un régimen vegetariano basado en la avena como ingrediente principal. Para sostener su programa por más tiempo, él recomendaba agregar fruta y verduras crudas o cocidas.

Dado que no sobresalgo como cocinera, me gusta la idea de comer avena. Es fácil de preparar y aun deja la opción de comer otras cosas. Probablemente la avena hace más por la salud y contribuye más a mantenerse joven que muchos suplementos caros. Después de buscar por años el alimento ideal, sea fruta, verduras, arroz o pescado, pienso que puede ser la avena. Me sentí muy bien cuando "ayuné" con ella por tres días.

La avena también se aplica en tratamientos de belleza externos. Hay jabones y mascarillas de avena. Se puede agregar al agua del baño para suavizar la piel y contra algunos tipos de eczema. Si al leer este libro buscas una cosa sencilla, económica y que traiga beneficios a la larga, quizás no es mala idea incluir la avena en tu dieta.

El camino medio

Cuando uno tiene una pareja o hijos que van en dirección opuesta en cuestiones de salud, no es fácil convencerlos de que hay que hacer cambios para mejorar. Después de tratarlo por años sin lograr nada, decidí que la mejor forma de ayudar a mis seres queridos era probablemente cuidarme mas a mí misma y enseñar con el ejemplo. Fue entonces cuando ocurrió el milagro: mi pareja empezó a presentar sus propias ideas para mejorar su salud en forma natural, como si yo nunca hubiera mencionado nada. Lo que es más, empezó a seguirlas con un entusiasmo sorprendente. No importa quien reciba el crédito por las ideas, lo que cuenta es que ahora hay paz y los dos vamos por buen camino.

Estoy muy orgullosa de los cambios que ha hecho porque sé que es difícil cambiar algo cuando los hábitos están muy arraigados y uno no quiere hacer sacrificios en la comida. A mi compañero le encanta comer, beber, bailar y celebrar la vida. Parece que es la razón de su existencia. Un colónico es algo que definitivamente no considerará jamás. Entiendo esta parte, porque la mayoría de la gente tiene sus reservas al respecto. Lo malo es que cree que los métodos naturales que quizás incluyan ayunos, limpieza interna y alimentos crudos, son solo para locos.

Por supuesto no se encuentra en buen estado de salud. Si aún está en el planeta, posiblemente se deba a sus largas caminatas al aire libre, los bailes y otras actividades que compensan la falta de moderación. No le importan sus hinchazones, el sobrepeso, eczemas, la presión alta, la pérdida del aliento y los problemas del corazón. Mientras no sienta dolor y haya médicos que atiendan cada malestar en forma aislada y sobre todo gratis, se siente feliz. Él espera seguir así por mucho tiempo.

Todo lo que entra en nuestro sistema nos va a afectar de alguna manera. Con el tiempo crea bienestar o aumenta los problemas. Cuando vivimos con alguien y nos importa el bienestar de esa persona, queremos que esté lo más sana posible para compartir nuestras alegrías por mucho tiempo, en lugar de preocuparnos por si el otro sobrevivirá la siguiente operación. Todos queremos gozar de buena salud. No hay duda. El problema surge cuando alguien vive una vida desordenada y piensa que su cuerpo no se da cuenta. Es contra las leyes de la naturaleza y tarde o temprano vienen las consecuencias. Comer cantidades excesivas, revoltijos o lo que se llama comida chatarra no va a producir el cuerpo ideal por arte de magia. Los médicos no son magos para corregir todos nuestros errores con el bisturí.

A nadie le gusta comer algo que le desagrada, pero podemos ceder un poco y buscar una solución que le convenga a todos. No se trata de hacer cambios drásticos sino de encontrar un camino medio. Cada quien hace lo mejor que puede. Si incluimos gradualmente alimentos sanos como jugos frescos y verduras en el menú, el compañero o los hijos posiblemente ni cuenta se den de que hubo cambios. Tan solo reducir la cantidad de carne y los postres beneficiará a todos.

Cuando uno hace algo con amor, los demás lo perciben. Aprecian nuestros esfuerzos porque saben que son bien intencionados. Por lo menos empiezan a aceptar las modificaciones sin quejarse. Es probable que después de algún tiempo lleguen a sentirse mejor y hasta la relación misma mejore. No se trata de imponer algún régimen sobre otros. No se trata de convertirlos a que sean veganos o que dejen de comer carne. La idea para todos es encontrar una forma para estar sanos, practicar lo que nos beneficia y disfrutar la vida juntos.

De hecho, una persona que no come en exceso e incluye algún tipo de ejercicio en sus actividades no va a sufrir daños ni carencias si gradualmente sustituye la carne roja por pescado, huevos o pollo. Igualmente hay que admitir que el vino y la cerveza son menos dañinos que las sodas, especialmente las "de dieta", con sus endulzantes artificiales. Se ha comprobado que en cantidades moderadas el alcohol hasta puede traer beneficios. No hay necesidad de ir a los extremos con algún plan heroico. Podría salir contraproducente. Yendo cada quien a su propio paso y con la libertad de escoger, podemos alcanzar nuestras metas más rápido de lo que esperábamos.

De acuerdo con un reportaje en *National Geographic*, la mayoría de la gente que vive en las "Zonas Azules", o sea en áreas donde la población en promedio vive más años que en otras partes del mundo, no son vegetarianos. Entre ellos, es cierto que los que más viven y se mantienen activos hasta una edad avanzada, comen muy poca carne. Existen estudios a gran escala que nos proporcionan más detalles. Por ejemplo, nos dan datos sobre la alimentación de las personas que destacan por su buena salud y longevidad. Muchos de ellos aún están físicamente activos entre los noventa y los cien años de edad. Los vegetarianos tienden a tener menos colesterol, menos diabetes y su presión arterial es más normal en comparación con los carnívoros. Una de las estadísticas muestra que los veganos en promedio pesan treinta libras menos que las personas que comen carne.

Otro estudio hecho por adventistas, llevado a cabo por la Universidad de Loma Linda, en California en 2012, incluyó a 96,000 personas, hombres y mujeres de diferentes etnicidades en los EE.UU. y Canadá. Los dividieron en cuatro grupos: los que comen carne, los ovo-lactovegetarianos (gente que aparte de verduras, consume huevos y productos lácteos), veganos, y pesco-vegetarianos, que son las personas que comen principalmente verduras, y pescado máximo una vez al día. Los carnívoros pesaban en promedio veinte libras más que las personas de los otros grupos y es más probable que se mueran a una edad más temprana. El cuarto grupo fue el que vive más, lo que parece indicar que una dieta rica en verduras orgánicas, con un poco de fruta, aceites en moderación y pescado, da los mejores resultados, especialmente en combinación con ejercicio. Es una dieta que no solamente nos mantiene saludables sino también ayuda a conservar el peso ideal.

Gente en otras Zonas Azules tienen dietas similares: la mayoría de ellos incluyen aproximadamente un 90 por ciento de verduras en su dieta y el resto, o sea el diez por ciento, se divide entre fruta, pescado, huevos, queso o pollo. También incluyen aceites saludables en pequeñas cantidades. Los alimentos principales que recomiendan los adventistas son aguacates, salmón, nueces, frijoles, agua, avena, pan integral sin levadura y leche de soya.

Lo más importante en cualquier dieta, sea de alimentos crudos, cocidos, vegetariana o con proteína animal, es mantenerla sencilla. Mientras no comamos en exceso o mezclemos una variedad de ingredientes en una sola comida, nos va bien. El Dr. Hiromi Shinya, famoso cirujano y gastroenterólogo originario de Japón y que vive en Nueva York, ayudó a miles de sus pacientes a recuperar la salud por medio de un cambio en su dieta. Escribió dos libros muy importantes sobre la alimentación que podrían cambiar la vida de cualquier persona. El doctor recomienda una dieta a base del 85 por ciento de verduras y con solo el quince por ciento de alimentos de origen animal. En su opinión, el arroz integral y pescados pequeños son los alimentos más apropiados para el ser humano. Aconseja usar sal de mar sin refinar, comer poca fruta y tomar un jugo diario hecho de hojas verdes para obtener enzimas, así como ayunar de vez en cuando. Puesto que casi todas nuestras tierras hoy en día carecen de minerales, el Dr. Shinya está a favor de tomar suplementos adicionales. No se opone a los colónicos o lavados intestinales ocasionales con el fin de alcanzar un máximo grado de salud.

Las recomendaciones del Dr. Shinya puede seguirlas cualquier persona sin necesidad de ir a los extremos o vivir exclusivamente de alimentos crudos. Sin embargo, sugiere que, de preferencia, obtengamos nuestras enzimas de las frutas y las verduras crudas. El también enfatiza la sencillez en la comida. Ingerir una gran variedad de alimentos como sopa, ensalada, papas, carne, postre, café, vino y cerveza en la misma comida nos afecta en forma negativa y el cuerpo va a responder con malestares. Es con achaques y dolencias, con nausea, problemas digestivos o con un aumento de peso que claramente nos avisa que necesitamos hacer cambios a menos que queremos sufrir las consecuencias.

También existen enfermedades silenciosas, como el cáncer. No nos dan dolor, pero es muy probable que otros síntomas anteriormente hayan sido ignorados o suprimidos repetidas veces. Tratándose de enfermedades del corazón, la reacción puede ser repentina, a veces mortal.

Necesitamos prestar atención a pequeñas advertencias lo antes posible, o sea cuando los síntomas aún sean reversibles. Desafortunadamente, la mayoría de la gente cree que puede comer lo que se le antoje sin sufrir las consecuencias y, que lo que resulta más adelante es pura coincidencia.

Una estadística publicada en el *Lancet Medical Journal* muestra que el veinte por ciento de las muertes prematuras están relacionadas con la dieta. Los alimentos tóxicos, el azúcar refinada, los pesticidas, los colorantes y saborizantes artificiales, los antibióticos, los conservadores y los metales nocivos no son ignorados por el cuerpo. Podremos tolerarlos por algún tiempo, pero a la larga llevan a la enfermedad y al envejecimiento prematuro, en algunos casos hasta a la muerte. Cuando visitamos a un médico para que atienda nuestros problemas, él o ella prescribe medicamentos y en algunos casos recomienda cirugía. A pesar de que en una emergencia son necesarios, **todos** los medicamentos y procedimientos médicos tienen efectos secundarios. Interrumpen la armonía natural del cuerpo y la armonía es salud. La sanación solo viene desde dentro. Nuestra meta principal es restaurar esta armonía, lo que se logra mediante un cambio en el estilo de vida, del cual la dieta es una parte muy importante.

¿Qué te detiene?

En Oriente existe la creencia de que uno es rico en la medida que sabe prescindir de las cosas. Tal sabiduría se extiende a todas las áreas de la vida, no solo a cosas materiales o a nuestro estado económico. Respecto a la salud es un hecho que si comemos menos aumenta nuestra vitalidad y nuestra longevidad. En todo caso la meta es realizar nuestros sueños sin impedimentos. Un ejemplo de obstáculos son las adicciones. Si carecemos de la fuerza de voluntad para dejar algo que nos perjudica, se convierte en adicción. Las adicciones no nos permiten alcanzar nuestro pleno potencial en la vida.

Sabemos que los alimentos menos procesados y en menor cantidad nos traen mayor provecho. No hace falta comer grandes cantidades de alimentos. Lo que cuenta es la calidad. De hecho, comer menos es preferible. El Dr. Amen Ra, considerado el hombre más fuerte del mundo, solamente come una comida vegana al día. Aparte de ser campeón mundial de levantamiento de pesas se especializa en longevidad. Él mismo, sano, fuerte y hermoso, es el mejor ejemplo de que sus prácticas dan resultado.

A los santos y sabios rara vez se les conoce por opulentas comidas. La mayoría comían poco o hasta se abstenían temporalmente de comer por completo. Por otra parte, vemos a gente muy enferma que come día y noche. Parece que mientras más enfermos, más comen. No se llenan. No es raro que se levanten a mitad de la noche para ver si todavía hay algo de su agrado en el refrigerador. Sienten una necesidad casi continua de comer. Lo que nos nutre no es la cantidad de comida que ingerimos sino más bien lo que absorbemos. Nuestro cuerpo necesita vitaminas, minerales, grasa, carbohidratos y proteína igual que un automóvil necesita gasolina para andar. Por otra parte, si nos convertimos en huéspedes para microorganismos nocivos que nos chupan la energía, nos vamos a sentir débiles y cansados. Es entonces cuando se nos antojan los dulces, el café, y otros estimulantes para vencer la falta de energía. No son una solución duradera. ¡Al contrario! Después de un auge pasajero, nuestro estado de ánimo vuelve a bajar. Regresamos a los estimulos para abrir cada vez un nuevo circulo vicioso y poco a poco el cuerpo deteriora o empieza a mostrar señas de enfermedad y envejecimiento antes del tiempo. Sin darnos cuenta, creamos una adicción. En lugar de ayudarnos, vamos cuesta abajo. Cuando el café y los dulces ya no son suficientes, probamos cigarros y alcohol o tratamos de satisfacer nuestro apetito con más comida, esperando que así regresen las fuerzas y nuestro estado de ánimo mejore. Cuando no es suficiente buscamos otro escape, quizás viendo la tele o comprando cosas que no necesitamos. Nada de esto resuelve el problema a la larga.

Por lo general la desmejorada es tan sutil que ni nos damos cuenta hasta que aparece un problema mayor. Puede ser aumento de peso, algún malestar físico o emocional, no sentir satisfacción en el trabajo o en nuestras relaciones con los demás. Las adicciones invaden nuestra vida en forma muy sutil. El alcohol, los cigarros o alguna droga son obvios, pero uno puede ser adicto a otras cosas también. Puede ser el café de la mañana, chocolates, vivir de "comidas de dieta", sodas, trabajar demasiado, tomar medicamentos, dormir de más, acumular cosas inútiles, andar de chismosos, incluso podemos ser adictos a una relación tóxica. Si no podemos vivir sin lo que nos hace daño, nos hemos convertido en adictos. Otras adicciones son el desorden, la pereza o el sexo. Cualquiera de estas cosas en exceso nos impide progresar en la vida. Cuando "no podemos" vivir sin esto o lo otro, sin lo que no aporta nada positivo a nuestra vida y no lo podemos dejar, nos hemos convertido en adictos. La mayoría de los alcohólicos insisten que solo toman por gusto y que lo pueden dejar en cualquier momento. La verdad es que no pueden dejar de tomar. Aunque pierdan la salud, el trabajo, el dinero y el afecto de sus seres queridos, no lo pueden dejar.

En ningún caso se trata de dejar lo que nos da placer. El peligro está cuando lo que gozamos se convierte en adicción, cuando creemos que no podemos vivir sin lo que nos hace daño.

El primer paso es reconocer que hay que cambiar algo. Ni siquiera hace falta esperar a que surja algún problema. Podemos tratar de mejorar en cualquier momento. Se puede empezar con cambios internos o externos. El orden y la limpieza producen cambios poderosos en todos los niveles. Nos ayudan a ver con más claridad el camino por delante y cómo alcanzar nuestras metas.

Empezar a poner las cosas en orden, limpiando nuestro ambiente, puede ser un paso muy importante para sentir mejorías físicas, mentales y emocionales. Es un remedio muy poderoso. Podemos deshacernos de cosas que no hemos usado en un año o dos. Solo acumulan polvo y nos limitan. Un paso a la vez, poco a poco, se logran cambios sorprendentes. Podemos deshacernos de cosas que no necesitamos, que requieren reparación, que no nos pertenecen, que ya no sirven ningún propósito útil o que nos estorban. Todo esto nos roba energía. Pocas personas se dan cuenta de la relación que hay entre la limpieza y el orden en nuestro ambiente y nuestro estado de salud, el progreso económico y las relaciones con los demás. Todo está íntimamente relacionado y hacer cambios en nuestro ambiente provocará cambios en nuestra vida.

Si queremos mejorar algo, es muy importante iniciar la acción. De otra manera todo sigue igual. El desorden en el ambiente afecta lo demás. Cuanto antes hay que liberarnos de todo lo que no sirve. Limpiar la casa, cajón por cajón, cuarto por cuarto, lavar el carro y balancear las finanzas puede ser el primer paso para una vida mejor. Tener menos cosas y de mayor calidad siempre va a ser mejor. Todo lo que no merece estar en nuestro cuerpo o en nuestro ambiente impide que alcancemos una vida plena. Cualquier cosa tóxica nos afecta, no importa en dónde se encuentre. Físicamente el ayuno o comer menos es uno de los mejores remedios para estar bien de salud. En nuestro exterior un ambiente limpio y agradable igualmente nos beneficia más de lo que nos imaginamos.

¡Deshazte de todo lo que no te sirve! Pasa cosas a los demás. ¡Regálalas o tíralas! Después limpias, reparas y bendices lo que queda. La casa se puede embellecer con flores, cuadros, unos cojines nuevos y un poco de pintura. No tiene que costar mucho. Cambiar todo al mismo tiempo puede resultar agotador. Vale empezar con un área pequeña, quizás con un cajón. Luego sigue otro. Después pasamos a algún closet o a otra habitación para darle este toque de amor y limpieza. Pueden ser los gabinetes, el refrigerador, el cuarto de baño, la recámara y la cochera, uno por uno. Con un detalle tan simple como substituir las sábanas viejas por otras nuevas puede cambiar nuestro estado de ánimo. ¡No olvides la bolsa de mano y balancear la chequera! Todo es importante. Igualmente, el automóvil necesita estar en buenas condiciones. Una de mis amigas tenía tres coches y ninguno de ellos servía. Un automóvil sin llantas, otro con el parabrisas quebrado o sin batería no es prosperidad. Es desorden y va a traer más problemas. Si al automóvil le hace falta mantenimiento, hay que dárselo. Al terminar, todo debe de estar limpio y acogedor. Debe de ser un placer vivir en un ambiente tan bonito lleno de luz y amor.

Regala lo que no te sirve. No lo vas a necesitar en el futuro. Luego bendices lo que queda, abriendo el espacio para que llegue algo mejor. Vas a notar la diferencia en tu estado de ánimo. De repente la vida te sonríe y suceden cosas buenas, como si atrajeras la buena suerte.

En ocasiones me siento estancada. Cuando no sé en qué dirección voy o cuál es mi siguiente paso, lo que hago es limpiar algo en mi casa. Puede ser el refrigerador o la alacena. La ropa que pasó de moda va al Ejército de Salvación. Los cosméticos viejos terminan en la basura, lo mismo las botellas de vitaminas, los zapatos que no me gustan o no me quedan. Los souvenirs que traje de las vacaciones años atrás también han perdido su sentido original y terminan fuera. A veces no me acuerdo por qué tengo tal o cual cosa. Al mudarme a mi casa nueva aproveché la oportunidad para llevarme solo lo que me gustaba y dejar el resto atrás. Empaqué todo cosa por cosa y cada vez que tenía duda si llevarme algún objeto o no, me preguntaba si aún me serviría en dos o tres años. Si la respuesta era no, entonces lo apartaba para deshacerme de él. En caso de duda opté por deshacerme del articulo y nunca me he arrepentido.

Recientemente decidí que otra vez era tiempo para una purificación mayor. Empecé con limpiar un cajón. Después siguieron la alacena y parte de la cochera. Al llegar a los clósets decidí deshacerme, entre otras cosas, de trajes que pertenecían a mi difunto esposo. Los había guardado por años para guardar el recuerdo de su presencia. Finalmente acepté que la vida sigue adelante. Los recuerdos quedan, pero no hace falta apegarse a las cosas materiales. Es sorprendente cómo actos tan sencillos como limpiar un clóset pueden aumentar nuestro bienestar. Aun siendo recuerdos positivos, me sentí liberada. Mi energía subió. Sentí ánimo para seguir adelante, para hacer planes para viajar y emprender algo nuevo. ¿Coincidencia? Quizás, pero estoy ansiosa por ver qué más puedo arreglar y cuáles serán las otras bendiciones que llegan a mi vida.

A veces sentimos apego a cosas cuya existencia no tiene sentido porque nuestra relación con ellas ha terminado. Quizás se trate de alimentos, suplementos, recuerdos que trajimos de algún viaje o algo que nos regalaron hace años. Deshacernos de cosas no quiere decir que dejemos de amar a la persona que nos las dio. Han cumplido su función y ahora es tiempo de seguir adelante. No hay que tratar de retener lo que no se puede retener. Si seguimos con algo que ya no sirve, el bien que Dios nos tiene destinado no puede llegar porque su lugar está ocupado.

Con todo y limpieza externa no hay que olvidarnos de la desintoxicación interna. Las dos cosas van juntas, aunque no importa con cuál de las dos empecemos. Los nutrientes no se absorben bien en un cuerpo lleno de toxinas. Se aplica la misma regla: primero hay que deshacerse de lo que no sirve. La purificación y la desintoxicación suceden cuando eliminamos más de lo que ingerimos. Comer menos o ayunar un día por semana quita las células débiles, viejas y enfermas. Ayuda a que regrese la salud. Tejidos alterados son reemplazados por células nuevas más sanas. Mas del 70 % de nuestros desechos son bacterias y células muertas, algo que no queremos retener dentro de nuestro cuerpo. Después de una limpieza interna tanto la comida como los suplementos se absorben mejor. Mejora el olfato, la vista y el sentido del sabor y nuestro estado de ánimo. Hasta una manzana parece adquirir un sabor diferente. El cuerpo se conforma con menos y disfruta más, detectando cada vez más rápido substancias nocivas y avisándonos de su presencia.

Un gran enemigo entre los alimentos es el azúcar. Comerlo en exceso tiene consecuencias serias. Aunque crea una euforia temporal, no crea bienestar. Estudios recientes confirman cada vez más la relación entre los alimentos y nuestro estado de salud, incluyendo su efecto sobre el cerebro. Se ha descubierto la conexión entre ciertas substancias químicas, el consumo de azúcar y la enfermedad de Alzheimer.

Dejar los dulces puede ser un reto porque es una substancia que causa adicción, quizás tanto como la cocaína o hasta más. Por otra parte, los ayunos esporádicos, la limpieza interna y externa y la fuerza de voluntad nos ayudan a vencer las tentaciones. Los alimentos con grasas saludables y proteína nos llenan más; con ellos es más fácil dejar de comer algo nocivo. El sacrificio de no comer nada trae más beneficios que cualquier comida por más saludable que sea. Es precisamente **entre** las comidas donde ocurre la regeneración. No es la comida sino más bien el ayuno temporal lo que nos proporciona claridad mental y aumenta la fuerza vital. Así podemos vivir más tiempo y con mejor salud.

En lugar de abstenernos de comer por completo, podemos empezar por sustituir una comida diaria por fruta. Lo simple nos hace sentir mejor. Todos buscamos salud y felicidad. Queremos sentirnos bien. Llenarnos de comida y adquirir cosas materiales impide tanto el éxito como el progreso. La felicidad no está en tener más joyas, más dinero, en un cambio de pareja o en trabajar hasta estar exhaustos. Hay un dicho que compara la felicidad con una mariposa. Mientras tratamos de atraparla, se va. Cuando estamos quietos, viene y descansa en nuestro hombro. Hay que darnos tiempo para disfrutar el momento. Con el favor de Dios es entonces cuando se acerca lo que buscamos.

Un ejemplo de poder vivir con poco y gozar de la vida en excelente salud son las personas pobres en lo que se refiere a cosas materiales. Muchas de ellas gozan de mejor salud que aquellas que pueden comprar todo lo que desean. Un conocido mío en la Ciudad de México me contó cómo él y toda su familia, sobrevivieron dos años con tortillas de maíz y chile. No tomaban leche, ni comían carne, ni dulces, ni bebían sodas. El caballero es la imagen de salud y belleza, alto con aspecto atlético, fuerte, con cabello negro y brillante. Tiene un carácter alegre, siempre sonriente y mostrando unos dientes tan blancos que ni el mejor dentista podría igualar. Creció en un pueblo en el norte de México. Durante una sequía que duró dos años él, su mamá y sus cinco hermanos y hermanas sobrevivieron del alimento más barato que había: tortillas de maíz y chile. ¿Se veían malnutridos? ¡De ninguna manera! Rara vez se ve gente físicamente más hermosa que esta familia.

Aunque comer carne no es una adicción, en cantidades mayores perjudica. Contribuye a la formación de acidez, que a su vez impide la absorción de oxígeno y minerales. Hasta puede causar cáncer del colon y contribuir a la formación de cálculos biliares o renales. Hay personas que la evitan por otros motivos y aparentemente no les hace falta. Ellos ven a los animales como una parte de la creación de Dios y no quieren ser involucrados en su matanza. Los que tenemos mascotas sabemos que ellos tienen inteligencia y sentimientos. Su amor es incondicional. Vacas, caballos, elefantes y chimpancés se mantienen cerca de su familia. Los patos y cisnes viajan en grupo sobre los lagos, con la mamá adelante, seguida por los pequeños y el papá vigilando a todo el grupo desde atrás. Es obvio que hay un lazo amoroso entre ellos. Hay animales que guardan luto cuando muere su compañero o su amo. Algunos dejan de comer por la tristeza que sienten. Entre los maestros espirituales hay muchos que escogen un estilo de vida vegetariano por respeto a la creación de Dios. Entre ellos están Sócrates, Pitágoras, Ovidio, Tolstoi, Tesla y tantos otros grandes del pasado y de la actualidad.

No hace falta abandonar lo que nos gusta. La vida está hecha para disfrutarla y nos ofrece abundancia en todo. Los problemas empiezan cuando los alimentos, los medicamentos, las personas o los pasatiempos empiezan a afectarnos en forma negativa. Hay alternativas y caminos que nos llevan a la felicidad. Cada purificación es una pequeña victoria. Eliminar lo que no nos sirve nos lleva a un bienestar mayor. Miguel Ángel decía que dentro de cada bloque de mármol había una obra maestra. Estaba convencido de que su famosa estatua de David o La Piedad estaban allí mucho antes de que él los pudiera concebir. De la misma manera tenemos el potencial de convertirnos en la persona que siempre hemos querido ser: sana, bella, humilde y con la capacidad de atraer un sinnúmero de bendiciones. A veces tener menos nos proporciona más libertad. La felicidad y la riqueza son algo interno. Lo principal es saber que no dependen de lo material. TÚ y solo TÚ eres lo más importante en tu vida.

¡Un poco más de lo bueno!

Cualquier acto es más efectivo cuando es repetido, o sea cuando establecemos una costumbre nueva. Al crear hábitos nuevos podemos cambiar nuestra vida. Lo que se hace una vez trae efectos temporales, a menos que se trate de tomar cianuro. En tal caso una dosis puede ser suficiente. Comer sano por un día o dos no va a traer beneficios notables. Por otra parte, mantener una alimentación sana con constancia crea un sistema inmunológico fuerte que rara vez permite que se presenten enfermedades.

Hemos observado a personas que hicieron algo diferente y lograron mejorar su vida en forma sorprendente. Cambiaron lo que hicieron anteriormente, como reemplazar un habito viejo por otro nuevo o agregar algo nuevo a su estilo de vida actual. En cualquier caso aparte del cambio lo importante es la persistencia. A menudo la gente reza y le pide a Dios algun favor. Piden un mejor trabajo, una pareja, un aumento de sueldo, paz interior, salir de deudas, o mejor salud. Sea lo que sea, si seguimos haciendo lo mismo que siempre, no va a haber mucho cambio. El resultado sigue siendo el mismo, no importa cuanto oramos. Dicen que "solo un tonto sigue haciendo lo mismo y espera resultados diferentes."

Cambiar todo a la vez puede dar miedo porque no sabemos qué resultados vamos a tener. Otra opcion es la de dar un paso a la vez. Si funciona, continuamos, si no, desistimos. A continuación hay personas que cambiaron una o dos cosas a la vez, y al ver los buenos resultados decidieron continuar con ellas.

Empecemos con Jeanette. Ella se transformó de una mujer enfermiza en una persona sana y feliz. Al verla ahora uno cree que es una de las mujeres más sanas que existen. Años atrás tuvo cáncer de la matriz y se sometió a una histerectomía completa. En aquel tiempo era gerente de un banco. Su segundo matrimonio había terminado en divorcio y ella estaba muy estresada y tenía otros problemas. Había tensión en la casa y en la oficina. En su trabajo tenía que vestir formal, llevaba maquillaje y mostraba una actitud positiva hacia los clientes sin importar lo que pasaba en su vida particular o cómo se sentía por dentro. Casi se puede decir que en su caso la aparición del cáncer resultó una bendición. Cuando Jeanette se enfermó estaba en un punto donde ya no aguantaba la presión. Sobresalía económicamente, pero su vida se desenvolvía en una forma que estaba lejos de lo ideal a pesar de que vivía en una casa bonita, manejaba un automóvil lujoso y, juzgando desde afuera, tenía todo lo que podía desear.

Inmediatamente después de la cirugía tuvo que guardar reposo y no estaba en condiciones para regresar al trabajo. Como estaba acostumbrada a una vida activa, quedarse en casa sin hacer nada no le satisfacía. Empezó a leer libros sobre salud y metafísica y para ganar algo de dinero dio conferencias sobre psicología y compartió sus conocimientos de metafísica. Cuanto más lo hacía, más le gustaba. Sobre todo, la nueva ocupación le dio la oportunidad de vivir con menos estrés. Después de un tiempo renunció a su puesto en el banco y decidió rehacer su vida. Lo primero que hizo fue cambiar su dieta. Incluyó más ensaladas y alimentos crudos. También compró una tabla para hacer colemas y darse lavados intestinales en casa.

Luego empezó a correr por las mañanas en un parque cercano y siguió con sus nuevos pasatiempos de leer libros y estudiar metafísica. Pasados unos meses, decidió aceptar un trabajo en una distribuidora de frutas y verduras donde le permitieron vestir cómodamente. Gradualmente su salud regresó y el cáncer quedo atrás. Con dedicación, ejercicio, un poco de autodisciplina y una vida inclinada hacia lo espiritual, se convirtió en una persona sana. Encontró a su tercer esposo. Los dos se mudaron a Hawaii donde quizas aún vivan juntos y felices.

La historia suena casi como un cuento de hadas y en alguna forma lo es. Una vez que Jeanette cambió su estilo de vida, recuperó su salud y su calidad de vida. Cualquier cambio puede ser simple. A pesar de que la dieta es importante, las mejoras en otras áreas cuentan también. Por ejemplo, una caminata diaria al aire libre dispersa la energía negativa y levanta el ánimo. Leer, escribir, escuchar música, pintar, practicar algún deporte o pasar tiempo con una mascota o con un ser querido trae alegría y bienestar. No hay una fórmula que funcione para todos. Nuestras actividades varían de acuerdo con la edad, el ambiente en que vivimos, el clima, la ocupación, las preferencias personales y la situación económica.

En lo que se refiere a la dieta, Hipócrates, el padre de la medicina, dijo hace 2,500 años "Que tu alimento sea tu medicina y tu medicina tu único alimento". Su consejo sigue estando tan vigente hoy como en aquel entonces. Cualquier cosa que ingerimos forma parte de nuestro cuerpo, de nuestra sangre, de los tejidos y de los órganos. Si comemos en forma saludable, no hay razón para enfermarse puesto que nuestro cuerpo es perfecto y sabe aprovechar lo bueno y eliminar lo inservible.

No hace falta esperar a que se presenten problemas serios. Cuanto antes adquiramos buenos hábitos será mejor. Mi amiga Gloria lleva una vida balanceada desde hace tiempo. Ella trabaja en una oficina de gobierno y a pesar de que atiende a cientos de personas diariamente, lleva una vida tranquila y sana. Es una mujer feliz. Ella es vegetariana y practica una hora de yoga tres veces por semana. Además, valiente como es, se baña con agua fría durante todo el año. El agua fría activa la circulación y da energía. Es un reto hacerlo y para decir la verdad, solo lo he intentado por unos días. Prometí a unos entusiastas que lo iba a hacer. A pesar de que me sentí maravillosamente bien, prefiero usar agua caliente primero y luego enjuagarme con agua fría. Espero que esta práctica dé resultados similares.

Siempre me han fascinado las personas que lograron algo fuera de lo común. La señora Leroy, que vive en México cerca de la frontera con los EE.UU., es una de ellas. Es madre de un cantante famoso, a cargo de una familia grande. Como su hijo es conocidísimo, ella tiene compromisos sociales con frecuencia. Además, asiste a eventos

Salud Natural

de beneficencia y apoya a diferentes causas sociales. Aún con todas sus actividades le gusta mantenerse sencilla.

Años atrás participó conmigo en sesiones de *Hatha* yoga. Me sorprendió lo joven que se veía a pesar de la fama que tenía. En aquel entonces yo tenía unos treinta y cinco años y calculé que ella era de la misma edad, quizás un poco más, pero que no pasaba de los cuarenta. Se veía esbelta y flexible, siguiendo todas las posturas con facilidad. No tenía arrugas ni canas. Me sorprendí cuando me dijo que tenía sesenta y cinco años.

Un día me invito a su casa para pasar la tarde con ella. Estábamos en su frondoso jardín que parecía un parque bien cuidado. Me ofreció un vaso de jugo, y cuando acepté extendió la mano hacia el teléfono en un árbol para hablar a la cocina. ¡Un teléfono en el jardín para llamar a la cocina! Quedé impresionada otra vez. Hablamos de diversas cosas. Ella mencionó su estilo de vida frugal y que le gustaban actividades al aire libre como jugar tenis y trabajar en el jardín. Me pregunté cuál era el secreto de esta mujer tan hermosa para verse tan joven. En el curso de la plática mencionó que, siendo católica, cada año practicaba un ayuno durante la temporada de la cuaresma, comiendo por cuarenta días exclusivamente avena. Dijo que tenía esa costumbre desde que tenía uso de razón. Su práctica me recordó de la del Dr. Sperl, quien hasta la edad de casi noventa años, según sus médicos, aún tenía la sangre de un hombre joven. Él también vivía, en la primavera, por todo un mes, de mangos, sin comer otra cosa.

Mi vecina Aby es otra de las personas admirables. Acaba de cumplir sesenta años y todos envidian su energía y su cuerpo esbelto. Con dos trabajos fuera de la casa se mantiene muy ocupada. Se levanta temprano para prepararle el desayuno a su esposo y despacharlo al trabajo. Él se va antes de las 6:00 de la mañana. Después camina con su perrita otra media hora y dos veces por semana va al gimnasio para hacer ejercicio. Rara vez visita al médico y siempre está de buen humor. Si uno necesita una amiga, ella con su paciencia y serenidad es la mejor persona para dar apoyo. ¿Su secreto para mantenerse en forma? Se levanta temprano, come dos ensaladas al día y se limita a pequeñas porciones. Además, tiene la fuerza de voluntad para evitar los dulces.

Los hombres también se cuidan. Pablo, un conductor de camiones de cincuenta y seis años, toda la vida batalló con exceso de peso. Llevar una dieta no es fácil para él porque come en las paradas para camiones. Su carga tiene que llegar al destino lo más rápido posible. No hay tiempo para ir al gimnasio o disfrutar comidas en compañía de amigos. Pablo sufría de cándida, una de las razones por las que no podía perder peso. Una vez que corregimos el problema bajó casi cincuenta libras en tres meses y se mantuvo allí. Estaba encantado. Con su vida en las carreteras no le era fácil hacer cambios mayores. Sin embargo, en lugar de seguir comiendo comida chatarra empezó a incluir ensaladas y algo de proteína en su dieta. Además, compra semillas de linaza molidas en una tienda naturista y mezcla dos cucharadas con agua o jugo. Esta bebida la toma dos veces al día, en la mañana y en la noche, para mantenerse regular. La segunda cosa que hace es comer cuatro dientes de ajo picados y el jugo de varios limones todos los días. El jugo de limón le ayuda a no oler a ajo, de manera que ha podido conservar sus amistades a pesar de la gran cantidad de ajo que consume. ¡No hay manera de que ese hombre se enferme!

Otra de mis clientes, una señora de unos sesenta años de edad, empezó con varios problemas de salud. Su piel tenía un tono amarillento y lo blanco de sus ojos era de color rosa por la cantidad de vasos sanguíneos que mostraban. Empezó a comer fruta antes de cada comida y un licuado verde hecho de espinacas, perejil, pepino y germinados todas las mañanas. Me visitó nuevamente dos años después y su trasformación era increíble. Había rejuvenecido a tal grado que no parecía tener más de cuarenta años. Las arrugas habían desaparecido y su tono de piel que antes era amarillento, ahora se veía de color rosa.

El ajo es algo que la mayoría evitamos por su olor tan desagradable a pesar de sus múltiples beneficios. Recientemente lo comenté con una joven y ella me habló de su abuela que tenía la costumbre de comer dos dientes diarios. La señora se murió a los noventa y cinco años, prácticamente sin enfermarse nunca. No solo se destacaba por su excelente salud, sino prácticamente no tenía arrugas. Sus uñas estaban sanas y fuertes, y casi hasta el final conservó su color de cabello natural.

¿Qué podemos aprender de estas personas? Algo que tienen en

común es que establecieron un nuevo hábito con lo que les hace bien. Cuando tenemos un problema, tendemos a pedir ayuda a Dios. Dios contesta, pero los cambios solo suceden cuando actuamos de forma diferente. Dios nos inspira y nos guía. Contesta con ideas o con algún pensamiento. Si continuamos haciendo lo mismo que creó el problema, entonces no puede haber cambios. Solo estamos creando más de lo mismo. Para tener éxito es importante hacer algo distinto, de establecer hábitos nuevos. Lo nuevo y desconocido tiende a darnos miedo, pero podemos ir despacio. Cada éxito, por mas pequeño que sea, aumenta nuestra fe.

Aunque alcanzar la perfeccion es una ilusión, vale la pena buscarla. Podemos aspirar a sentirnos bien y dar los pasos apropiados. Nadie quiere vivir con malestares. Lo que podemos hacer para tener buena salud es seguir la mejor dieta posible y hacerlo con constancia. Establecer hábitos buenos nos da tranquilidad. Cuando nos sentimos bien podemos aspirar a realizar metas mayores.

Rabindranath Tagore, uno de los poetas más destacados de la India, habla del dilema en que se encuentra la mayoría de las personas. Pensamos que encontrar bienestar y felicidad es cosa del futuro. En uno de sus cuentos describe a un hombre que ha estado buscando a Dios — o la felicidad — toda su vida. Un día llegó a una casa con un letrero que decía: "Aquí vive Dios." Se quedó sorprendido. ¿Podría ser verdad? Se quedó reflexionando. Si en este momento encontrara a Dios, todos sus viajes, sus aventuras, sus búsquedas, su anhelo, sus teorías, promesas, peregrinajes etc., terminarían. Se asustó y empezó a correr. El cuento dice que aún sigue buscando, pero evita particularmente aquella casa.

Estamos apegados a las búsquedas. En lugar de disfrutar el presente posponemos el alcance de la felicidad a un futuro. Disfrutamos de las búsquedas y son precisamente nuestras tribulaciones las que nos hacen crecer. Buscamos, luchamos y cometemos errores, todo el tiempo tratando de descubrir nuevos caminos. Siempre existe la esperanza de encontrar algún día la felicidad. Cada deseo nos da la oportunidad de explorar algo nuevo. La meta puede ser dinero, posesiones, mejor salud, amor o alegría. A veces parece que estamos a punto de lograr lo que deseamos, pero siempre falta algo. La felicidad es evasiva, pero nuestras búsquedas nos ayudan a crecer. Nos convertimos en mejores seres humanos. No sabemos cuál es el mejor camino. Quizás alcanzamos nuestras metas por medio del trabajo o con más dinero. Quizás la solución está en tener menos. A lo mejor hay que ayudar a otros, cambiar nuestros hábitos o compartir lo que tenemos. Deja volar tu imaginación. La respuesta es individual para cada quien. Lo importante es tomar acción.

Ni siquiera podemos estar seguros si es la meta o el camino lo que nos lleva a realizarnos. ¿Aún hay que aprender algo más o es tiempo de compartir lo que sabemos? Para crecer hay que ir más allá de nuestras limitaciones autoimpuestas. Hay que dar lo que deseamos. Si buscamos amor, hay que dar amor a otros. Para obtener salud conviene hacer el sacrificio de comer menos. Hacer caridad es otra forma de agradar a Dios. Cada quien tiene una solución diferente.

Hay personas que escogieron servir a la humanidad y así obtuvieron su propia felicidad. Destacaron por hacer algo que nadie había hecho antes y que produjo beneficios para muchos. Cien años atrás volar sobre el Atlántico parecía algo imposible. Sin embargo, Charles Lindbergh pensó en ello. El 12 de mayo de 1927 fue la primera persona en cruzar el océano sin hacer escala. Hoy despegan miles de aviones diarios para llevarnos a destinos lejanos. Otro ejemplo es Thomas Alba Edison. Si no fuera por él, todavía estaríamos en la oscuridad. Dicen que fracasó novecientos noventa y nueve veces antes de inventar el foco eléctrico. El nunca consideró sus intentos como fallas. Siguió adelante con la seguridad de que cada uno de sus intentos le iba a acercar más al éxito, hasta que lo logró. Cada vez que exploramos algo nuevo aprendemos algo valioso y a veces esto inspira a otros.

Otra persona valiente en el campo de la salud es el señor Allan Taylor de Inglaterra. Se curó de cáncer a la edad de setenta y ocho años. Después de una cirugía en la que le quitaron nueve pulgadas de intestino, seguida por tres meses de quimioterapia, el señor Taylor recibió una carta del hospital en abril de 2012 diciéndole que ni la quimioterapia o cualquier otro procedimiento le podían ayudar en alguna forma y que no se podía hacer nada para evitar su muerte. En lugar de desanimarse, el señor Taylor no se conformó con esta noticia.

Como ya no podía esperar nada con métodos convencionales, buscó alternativas en el internet. Probó una dieta nueva y después de cuatro meses le hicieron nuevos estudios. El 6 de agosto de 2012 confirmaron desde el mismo hospital que ya no había rastro de cáncer en su cuerpo.

Para recuperar su salud el señor Taylor siguió pasos muy simples. Evitó la carne roja y todos los lácteos. En su lugar comió fruta y verduras frescas. Tomaba dos veces al día una cucharadita de cebada en polvo disuelta en un vaso de agua caliente y cree que esto contribuyó mucho a su recuperación. También agregó otros suplementos como semillas de chabacano, ceiba y vitamina C. Todo esto le ayudó a crear un pH elevado en su sangre, sabiendo que las células cancerosas no pueden sobrevivir en un ambiente alcalino. Hizo lo que pensó que era lo mejor para él. Dice que ahora se siente como si tuviera veinte años. No se sabe si hizo ejercicio o si tiene alguna creencia en especial. Cuando tomó su salud en sus propias manos, descontinuó todos los tratamientos médicos.

Los caminos de la naturaleza son los caminos de Dios. Son sencillos, accesibles para todos y en general dan resultados excelentes. A veces requiere valor iniciar la acción con independencia de las opiniones de los demás. Si queremos una vida mejor tenemos que hacer algo diferente de lo que hemos hecho hasta ahora. Puede ser un cambio en la alimentación, hacer más ejercicio, usar suplementos, crear algo nuevo o dedicarse a servir a la humanidad en alguna forma.

Preguntas y respuestas

Cada vez que iniciamos algo nuevo, hay incertidumbre. No sabemos cuáles van a ser las consecuencias. Nos gustaría saber de antemano si va a dar resultados o no. ¿A cuántas otras personas con problemas similares al mio ha ayudado este tipo de alimentación? Aunque los resultados fueron positivos en miles de personas, no hay garantía de que funcione en mi caso. Es cierto. Por otra parte, hay que pensar en los efectos secundarios de la medicina tradicional y que tampoco ofrece resultados positivos garantizados. Cuando empecé con el naturismo, me pregunté si los cambios me iban a beneficiar porque mi problema era diferente al de los demás. Todos somos diferentes. También tenemos mucho en común. Lo que sabia era que ninguno de los tratamientos convencionales me había ayudado.

La naturópatia no se dirige a algún problema en particular. De hecho, el nombre de la enfermedad no importa. Es una etiqueta para una combinación de síntomas que se van quitando poco a poco. La curación en forma natural, o naturópatia, trata de limpiar y fortalecer todo el organismo restaurando de esta manera la salud. Los síntomas no se combaten, sino que en la medida que regresa la salud, van desapareciendo.

Al desintoxicarnos la energía regresa. En algunos casos la persona se siente y se ve más joven. Los síntomas disminuyen y a veces se eliminan por completo. Por lo general las dudas surgen cuando hay crisis curativas y el cuerpo expele materias corrompidas. Salen a la superficie y es allí donde se notan. La mayoría de la gente lo malinterpreta pensando que son problemas nuevos o que los males que tenían anteriormente van en aumento. La purificación puede aparecer en forma de un resfrio, como fiebre, eczemas, flema, acné, diarrea, nerviosismo, cansancio o irritabilidad. Las toxinas salen del cuerpo, parecido a como cuando uno limpia su casa. Es cuando muchos pierden la fe y regresan con el doctor. Tomar medicamentos vuelve a llevar las toxinas nuevamente hacia adentro, dando incluso la ilusión de mejoría. En todo caso sería una mejoría temporal que más adelante va a resultar en otros malestares cuando, por el proceso de supresion con medicamentos o al regresar a los hábitos de antes, las toxinas entran en niveles más profundos. Con suerte habrá otra oportunidad de desintoxicación más adelante, sin la cual no habrá salud verdadera.

A continuación, comparto mis experiencias y opiniones en relación con las preguntas que se hacen con más frecuencia. Desde luego pueden ser diferentes a lo que han oído antes.

1) Herencia:

Es muy común el miedo de heredar alguna enfermedad que los padres o abuelos han tenido, especialmente cuando se trata de cáncer o diabetes. Ninguno de nuestros malestares cae del cielo y tampoco heredamos las enfermedades. Heredamos nuestra estatura, el color de la piel, cabello, ojos y, quizás la estructura ósea, pero lo que se refiere a enfermedades, solo heredamos la predisposición hacia ellas y en la mayoría de los casos es reversible. Tomemos la diabetes como ejemplo. Es un malfuncionamiento del páncreas. Si ambos padres sufrieron de esta enfermedad, entonces es muy probable que cualquiera de los hijos nazca con una debilidad de este órgano. Si solo uno de los padres tuvo diabetes y el otro no, entonces los hijos pueden o no tener esta enfermedad. Para hacerlo más comprensible vamos a tomar como otro ejemplo el color de cabello. Si la madre es rubia y el padre tiene el cabello negro, entonces cualquiera de los hijos puede nacer con cabello rubio u oscuro, o con un color entre los dos. De la misma manera, si uno de los dos padres tiene o tuvo diabetes y el otro no, entonces existe la posibilidad de que cualquiera de los hijos herede una insuficiencia del páncreas. Hereda la tendencia hacia la enfermedad o un principio de ella. Sin embargo, como el cuerpo se regenera constantemente, dependiendo de nuestro estilo de vida, el páncreas o cualquier otro órgano en cuestión puede regenerarse y la enfermedad no se desarrolla o hasta se cura por completo.

2) ¿Por qué siempre tengo hambre?

Es algo que le sucede a muchas personas. Sentimos hambre continuamente y buscamos "alimentos emocionales", o sea cualquier cosita que nos haga sentir mejor, en lugar de comer algo nutritivo a determinadas horas. Estoy pensando en las bolsitas de papas fritas o dulces que se venden en las gasolineras. Temporalmente levantan la energía y nos da la sensación de haber comido. Preferimos los "alimentos emocionales" porque son fácilmente accesibles, son baratos y su efecto es casi inmediato. Para lograr un bienestar duradero necesitamos vitaminas, minerales, proteína y grasas. Solo así el cuerpo funciona bien. Lo más probable es que la presencia de parásitos, hongos, moho, levaduras u otras toxinas impidan una absorción adecuada y el cuerpo nos lo hace saber por medio de hambre continua. Cuando hay una deficiencia en substancias vitales nos sentimos cansados o con hambre, a veces ambos. Los dulces regresan la energía rápidamente para después volver a bajar más que antes, de manera que sentimos la necesidad de seguir comiendo. Una vez que nos liberamos de los huéspedes indeseables, el cuerpo es capaz de absorber los nutrientes mejor, y los antojos y el apetito excesivo se acaban.

3) ¿Cómo me quito un resfriado?

Un resfriado es un esfuerzo desesperado del cuerpo de liberarse de toxinas. Se puede prevenir con limpiezas internas. Una vez que se presenta, es mejor no combatirlo sino más bien apoyar al cuerpo en su proceso de purificación con reposo, jugo de limón, ajo o tés calientes. Equivocadamente los resfriados se atribuyen al mal tiempo. En realidad, es una forma de eliminar substancias nocivas. Cuando la gente se enferma al principio del año, lo culpan a las bajas temperaturas y no lo relacionan con los excesos en la comida durante los días festivos en las semanas anteriores. Si decidimos pasar por un resfriado en forma natural, nos sentimos purificados y despejados después. Probablemente no haya otro por mucho tiempo porque llegamos a desintoxicar el cuerpo. Fortalecer el sistema inmunológico es una de las mejores maneras para prevenir un resfriado.

Aunque las vacunas contra la gripe en algunos casos evitan la aparición de este mal, a la larga pueden traer consecuencias peores. Un resfriado con dolor, fiebre y otros malestares nos hace sentir miserables, es verdad. El cuerpo está tratando de eliminar residuos de medicamentos, metales pesados, desechos de parásitos y aditivos en los alimentos. Hoy en día hay mucha contaminación tanto en la comida como en el aire, el agua, los cosméticos y otras substancias con las que estamos en contacto, de manera que una purificación esporádica hasta es algo que nos beneficia. Lo mejor es hacerla en forma preventiva y no esperar a que el cuerpo la exija. Cuando la sangre está limpia los síntomas de la gripe solo se van a presentar en forma muy ligera y serán fáciles de controlar. A veces no nos da en años. Yo tomaría un baño en tina con agua caliente y sal de Epsom, bebería jugo de naranja o limón natural con ajo picado y, si es necesario, guardaría reposo. Cuando no hay muchas toxinas que eliminar el problema se quita en un dos por tres.

La aparición de enfermedades no es por culpa de los microbios. Lo que cuenta es el terreno. Cuando la sangre está libre de toxinas, el sistema inmunológico se mantiene fuerte y los microbios o bacterias no encuentran el terreno propicio para desarrollarse. El profesor Arnold Ehret (1866-1922) comprobó esta teoría. Él y un amigo cruzaron los Alpes a pie y vivieron algún tiempo en Italia entre personas con cólera. Los dos habían ayunado antes de iniciar su aventura y ninguno de los dos hombres contrajo la enfermedad. Por otra parte, con la presencia de toxinas y un exceso de acidez en la sangre aparece un malestar tras otro y uno puede morirse hasta de un resfrio. Las personas con el sistema inmunológico intacto rara vez se enferman y cualquier síntoma será leve y pasajero.

4) ¿Debo usar sal?

La composición de nuestra sangre es similar a la del mar y, el agua del mar es salada. Sin la sal se descompondría. Esto no significa necesariamente que tengamos que consumir sal. De hecho, muchos médicos prescriben dietas sin sal, especialmente para pacientes con presión arterial alta porque la sal tiende a aumentar la retención de agua.

Necesitamos estar conscientes de que hay dos clases de sal. En tiempos antiguos la sal era altamente apreciada. Se consideraba más valiosa que el oro. El salario se pagaba en sal. Hoy en día se evita. La sal a que se refiere la Biblia era sin refinar y llena de minerales, muy diferente a la sal blanca de mesa refinada que hoy encontramos en los supermercados y que no es otra cosa que cloruro de sodio sin el resto de los minerales, que han sido removidos. La sal sin refinar como la sal de las Himalayas, que es de color rosa, o la sal céltica de color gris, contienen más de ochenta minerales, entre ellos magnesio. No deberían de elevar la presión arterial. La sal blanca refinada efectivamente perjudica nuestra salud.

Los minerales son absolutamente necesarios para el buen funcionamiento de nuestro cuerpo y sería preferible encontrarlos en los alimentos en forma orgánica. Sin embargo, como las tierras están tratadas con fertilizantes químicos carecen de los minerales requeridos para nuestro bienestar. Una forma de obtenerlos sería a través de la sal sin refinar. Debido a ciertos rumores algunas personas prefieren el sabor blando de la comida sin sal. Obsérvate y mide tu presión por unos días usando sal marina cruda sin refinar para saber si efectivamente altera tu presión o si el problema se debe a otras causas. En uno de los talleres que asistí, un caballero se levantó y compartió que por muchos años había tomado medicamentos para controlar la presión arterial, evitando estrictamente toda clase de sal y grasas. Finalmente decidió abandonar estas limitaciones. Para su sorpresa, su salud y su presión arterial mejoraron en poco tiempo y ni siquiera necesita los medicamentos.

5) ¿Cuáles sanadores son los mejores?

Una forma placentera para sentirnos bien es dejar que otros hagan el trabajo. Hay masajistas, acupunturistas, practicantes de *Reiki*, nutricionistas, terapeutas para colónicos, los que practican reflexología y otros profesionales que trabajan en forma holística. Todos son excelentes opciones. Hasta algunos psíquicos logran acertar la causa y el lugar de nuestros problemas. Hay computadoras que nos presentan información absolutamente asombrosa. Sin embargo, el trabajo principal de cuidarnos siempre queda con nosotros. Puede ser a través de dieta, ayunos, ejercicio u otras cosas. Los malestares nos alertan, avisándonos cuando estamos fuera del camino. Los problemas de salud indican que hay que cambiar algo y cuidarse más de allí en adelante. Con solo mejorar nuestra alimentación los indicadores de la sangre pueden acercarse más a los valores ideales. Tanto la cantidad de azúcar en la sangre como la presión arterial, el colesterol, los triglicéridos, el número de glóbulos rojos y blancos cambian de acuerdo con el estilo de vida que llevamos. En otras palabras, nuestros esfuerzos tienen resultados medibles. La salud o la falta de ella se reflejan incluso en nuestro estado emocional.

6) ¿Cómo puedo perder peso?

Un cuerpo esbelto se relaciona con energía elevada y juventud. Por lo tanto, en nuestra cultura casi todo el mundo quiere perder peso. El peso es parte de la salud en general. Las alteraciones a menudo están causadas por un exceso de cándida. Una vez eliminado este hongo, el peso se regulariza por sí mismo. Un conocido mío perdió veinticinco libras en tres semanas, simplemente eliminando la cándida. Había probado toda clase de dietas sin resultado. Cuando empezó a tomar probióticos y un suplemento especial contra la cándida, evitando al mismo tiempo todo lo dulce, cafeína, pan con levadura, alcohol y alimentos fermentados, vio resultados. En menos de un mes bajó de peso y su energía volvió. También dormía mejor. En su caso los síntomas estaban relacionados con la cándida. Una vez que desaparece, la persona puede volver a comer toda la fruta y usar endulzantes sanos como miel de abeja, Stevia o melaza. Lo mismo puede comer pan sin el miedo de que el peso excesivo regrese.

7) ¿Qué puedo hacer para dormir mejor?

La gente joven rara vez tiene problemas para dormir. Según como avanzamos en años, para muchos se hace más difícil reconciliar el sueño o dormir toda la noche. Con la edad necesitamos dormir menos horas, quizás cinco o seis son suficientes. No te preocupes si no duermes ocho horas. De hecho, hay pocas personas que duermen ocho horas todas las noches. Para evitar el insomnio yo comería un plato de avena en la noche. Tanto sus vitaminas B y minerales como el calcio, magnesio y otros, fortalecen el sistema nervioso. Una taza de té de manzanilla o un baño relajante en la tina también ayudan a promover un sueño tranquilo. Beber una copa de vino de vez en cuando también relaja. Sobre todo, hay que alcalinizar la sangre: se puede disolver una cucharadita de vinagre de manzana con ¼ de cucharadita de bicarbonato en medio vaso de agua tibia y beberlo antes de acostarse. Si lo prefieres, puedes agregar melaza, miel de abeja, cúrcuma o chile en polvo. Otra opción es tomar el jugo de dos o tres limones diluido con agua.

8) ¿Me engorda la grasa?

Hay grasas malas y las que el cuerpo necesita. Comer grasa no nos engorda. De hecho, las grasas saludables hasta pueden ayudar a la pérdida de peso puesto que nos dan una sensación de estar satisfechos. Quedan más tiempo en el cuerpo. Los esquimales comen mucha grasa cruda y aun así mantienen su peso de acuerdo con su estructura corporal. Más y más investigadores han llegado a la conclusión de que no es la grasa sino el azúcar lo que causa un aumento de peso. Algunas grasas saludables son aceite de oliva extra virgen, aceite de cáñamo, aceite de semilla de linaza y aceite de coco. Promueven nuestro bienestar, especialmente en su estado crudo y sin refinar. Los ácidos grasos trans por otra parte, como en grasas animales calentadas, alimentos fritos o margarina pueden ser muy dañinos, especialmente para el corazón. El aceite de pescado y el de krill por otra parte, tomados como suplementos, ayudan a bajar el colesterol, mejoran la salud de la piel y la vista. Las mejores grasas para cocinar son aceite de coco y *ghee*, que es mantequilla clarificada. Ambos toleran altas temperaturas sin efectos secundarios.

9) ¿Cuándo voy a ver resultados?

Es lo que todo el mundo quiere saber. Quisiéramos que los cambios aparezcan de la noche a la mañana. Revertir los síntomas es un proceso. El tiempo que toma varía de persona a persona. La edad es uno de los factores. Las personas jóvenes sanan más rápido. Los medicamentos pueden quedar en nuestro sistema veinte años o más y son difíciles de eliminar. Lo mismo cuando se trata de cualquier substancia química y metales pesados. También depende de lo avanzada que esté la enfermedad y si estamos dispuestos a hacer cambios. Cada día nuestro cuerpo forma células nuevas de acuerdo con lo que comemos, el aire que respiramos y los pensamientos que tenemos. Los cambios ocurren continuamente para bien o para mal. Un regreso a la salud tiene que ver con la limpieza interna. Una vez que la mayoría de las toxinas han sido eliminadas, la salud regresa y empezamos a sentirnos bien otra vez. La práctica se puede considerar como una inversión en uno mismo.

Cuando asumimos la responsabilidad por nuestro propio bienestar, viene a la mente la cuestión de si hay necesidad de ver a un médico profesional o no. La prevención siempre es la mejor medicina. Las doctoras Dieta, Quieta y Alegría son las mejores de todas, pero cuando hemos esperado demasiado o en el caso de una emergencia, todos necesitamos la ayuda de un médico de verdad.

Transformación

Años atrás escuché un bellísimo cuento. Era de un arquero que llegó a ser rey, probablemente en la antigua India.

El viejo rey buscaba un sucesor digno de su trono para gobernar al país. Para este fin organizó una competencia de arqueros y prometió que el ganador, o sea el mejor de los arqueros, heredaría la mitad del reino y recibiría la mano de su hija en matrimonio. Entre los participantes había un maleante que era ladrón, estafador y asesino, además de mentiroso. Sucedió que fue precisamente este hombre quien ganó la competencia. Con la victoria tenía el derecho a reclamar la mitad del reino y casarse con la princesa. En lugar de alegrarse, se asustó. Pensó en lo que podría pasar si alguien lo reconocía y se daba cuenta de lo malvado que era. En lugar de darle el reino y casarlo con su hija, lo más probable era que el rey le iba a cortar la cabeza. Por otra parte, si se negaba a casarse, sus probabilidades de terminar en la horca eran las mismas. ¿Qué podría hacer? El arquero se encontraba en un serio dilema.

Para ganar tiempo envió un mensaje a la princesa y pidió que le permitiera posponer la boda por dos años. Entretanto, visitó al mejor fabricante de máscaras en la región y le encargó una máscara que se veía tan natural que no era posible distinguirla de su propia cara, con excepción de que la expresión de la máscara era sonriente y feliz. El artesano tenía gran habilidad y fabricó una máscara que quedaba tan bien a su portador que nadie se dio cuenta de la diferencia. El arquero empezó a llevarla día y noche. Tenía miedo de que, si se la quitaba, alguien pudiera reconocerlo. Con una cara tan sonriente y llena de bondad era imposible comportarse con maldad y violencia, así que el arquero pretendió ser una persona dulce, bondadosa, amable, paciente, llena de amor y generosa. Poco a poco se ganó los corazones del pueblo y gradualmente corrió la voz de que este hombre iba a ser el yerno del rey.

Al terminar los dos años tuvo que cumplir su promesa y enfrentarse a la princesa. Consideró sus opciones. Si se escondía o ella se daba cuenta de la verdad, su futuro no sería muy brillante. Decidió armarse de valor para enfrentarse a ella. Cuando se encontraron solos, le dijo a la princesa: "Tengo que confesar algo. No soy el hombre que crees que soy. Todo este tiempo he llevado una máscara. Tuve miedo de que tu padre me fuera a cortar la cabeza si supiera que en realidad soy un hombre muy malvado. Tú decides si quieres seguir adelante con la boda o no". Se quitó la máscara. Por unos momentos la princesa quedo atónita. Lo que veía era un ser humano bellísimo, un hombre dulce, humilde, radiante, lleno de amor, honesto, paciente y generoso, un hombre digno del reino y de ser su esposo. Finalmente le contestó: "No sé de qué estás hablando. Eres muchísimo más hermoso que la máscara que has estado llevando."

Durante los dos años el arquero había tratado a todo el mundo con honestidad y dulzura, a tal grado que estas características se convirtieron en segunda naturaleza para él. De hecho, llegó a ser un hombre nuevo.

A veces nosotros también nos encontramos en un callejón sin salida, para decirlo así. Hemos cometido errores en el pasado y hecho cosas de las que no nos podemos enorgullecer. No se puede cambiar el pasado, pero podemos crear un futuro diferente. Crear un futuro mejor requiere valor y esfuerzo. Los resultados no van a aparecer de la noche a la mañana, pero vale la pena intentar. La constancia lleva al éxito. Mientras no aceptemos nuestras fallas, no llegará la felicidad que buscamos. Los problemas son retos que nos ayudan a crecer.

Hay muchas maneras de mejorar nuestra vida. Una de ellas es por medio de la constancia y la autodisciplina. Mi maestro hindú de yoga quiso llevar a todos sus discípulos a una vida de salud y autorrealización. Cada año, entre Navidad y Año Nuevo nos recomendó seguir por siete días ciertas prácticas físicas y espirituales para empezar bien el Año Nuevo. Escogió este tiempo en particular porque durante el mes de diciembre los ángeles están más cerca de la tierra que durante cualquier otro tiempo y escuchan nuestras plegarias. Otra razón puede ser que, durante las celebraciones del Dia de Gracias, Navidad y Año Nuevo la gente tiende a excederse en la comida y no quiere hacer ejercicio por el frio. Las sugerencias del maestro requieren fuerza de voluntad, pero no dejan de dar resultados maravillosos cuando uno las sigue. Desde luego el programa se puede llevar a cabo durante cualquier otra época del año en forma total o parcial.

Swami sugirió comer solamente una comida al día, preferentemente vegetariana. Otra cosa era leer las Sagradas Escrituras, meditar y practicar algún ejercicio. Pueden ser posturas de yoga, caminar o algún deporte. Comer solamente una comida al día, aunque no sea vegetariana y hacer ejercicio es una buena práctica en cualquier época. Leer las escrituras, sea la Biblia, el Corán, el Bhagavad Gita, el Curso de Milagros u otra enseñanza de los maestros, da paz interior. Es importante para mejorar nuestra calidad de vida en un mundo tan lleno de estrés. Igualmente, la oración y la meditación nos ayudan a progresar en el camino espiritual, transformándonos gradualmente.

Cuando oramos, pedimos algo a Dios y meditar es esperar la respuesta. Es sorprendente la paz interna que uno siente después de un tiempo en silencio. Con nuestro estilo de vida acelerado, orar y meditar son de gran beneficio. Leonard Cohen dijo en una de sus canciones: "Si olvidamos orar a los ángeles, los ángeles se olvidan de orar por nosotros." Cuando queremos ayuda de arriba, no hay que olvidarse de la oración.

Otra cosa importante para obtener paz y tranquilidad es tener dinero suficiente para todos nuestros gastos, y quizás un poco más. Las carencias causan sufrimientos innecesarios, a tal grado que hasta nos afectan físicamente. El dinero es energía y su presencia o su falta influyen en nuestro estado de ánimo, nuestra salud, nuestras relaciones con los demás y mucho más.

Algunas de las personas más ricas del mundo han logrado su abundancia dando por lo menos un diez por ciento de sus ingresos al lugar donde reciben su alimento espiritual o sea, a su iglesia, o apoyando alguna organización caritativa. La clave está en dar sin esperar nada a cambio. Es uno de los caminos más efectivos para crear prosperidad. Todo el bien que hacemos Dios nos lo recompensa. La iglesia nos invita a dar el diezmo. El diezmo es el diez por ciento de todo nuestro ingreso. Jesús no precisó la décima parte sino que habló de las maravillas del dar. En Marcos 4, v 24 dice: "Con la medida con que medís, os será medido" y en Lucas 6, v. 38 leemos: "Dad, y se os dará; medida buena, apretada, remecida y rebosando darán en vuestro regazo; porque con la misma medida con que medís, os volverán a medir."

El dar puede incluir a uno mismo. De todas maneras, todo lo que damos, a quien sea, incluso a nosotros mismos, se lo estamos dando a Dios. Otra forma de prosperar es por medio de un imán de dinero. Se guarda el diez por ciento de los ingresos en un lugar especial de la casa. ¡Este dinero no se gasta! Según vaya creciendo el imán, atrae dinero de otras partes, quizás a través del trabajo, por medio de regalos, inversiones u oportunidades inesperadas. Cuando alcanzas una cantidad mayor, te puedes comprar un terreno o una propiedad que aumente de valor, siempre que se deje el diez por ciento en el imán sin gastar. El imán te va a hacer rico, y de allí puedes compartir con otros. Puedes dar dinero a la caridad, comprar cosas y darles así a otros la oportunidad de ganar por medio de su trabajo. Te da la oportunidad de vivir una vida espectacular. Si las cosas temporalmente no van como quieres, tienes tu imán y sabes que no estás pobre. Saldrás más fácil de cualquier crisis. Tú sabes que tienes dinero y actúas diferente atrayendo el bien nuevamente. Si al principio el diez por ciento te parece demasiado, empieza con menos, aunque diez es el número mágico para lograr el incremento. Gradualmente llegarás a crear una vida de abundancia. Tu salud, tu estado emocional y tus relaciones se beneficiarán, aparte de la mejoría económica que vas a experimentar. Como en todo, lo importante es empezar.

Las bendiciones están en el camino.

La vida misma es el regalo más grande que nos fue dado. Cada día nos brinda nuevas oportunidades. Podemos dejar el pasado atrás y crear algo mejor. Aunque la salud es importantísima, ser sano no es el límite. La salud y el bienestar son la base para algo más grande. Nuestro bienestar abarca economía, amistades, viajes, vivir en un ambiente placentero, ser creativo, educación y, sobre todo la libertad de realizar cualquier cosa que nos haga felices. Queremos disfrutar la vida. Es más fácil teniendo salud y dinero que con enfermedades y viviendo en la pobreza. Por otra parte, el dolor y la carencia en alguna forma son parte de la vida. A veces son precisamente ellos los que nos impulsan en la dirección opuesta hacia algo mejor. Cuando no queremos sufrir, buscamos alternativas.

En mi vida fue así. Durante mi infancia hubo muchas carencias. Después de la guerra no había mucho de nada. Tanto los trabajos como la comida escaseaban. Partes de Berlín (en Alemania) habían sido bombardeadas, entre ellas la casa en la que vivíamos. Nuestro apartamento estaba en un segundo piso, partido a la mitad. La recámara estaba abierta a un abismo al aire libre con vista al cielo, así que mejor manteníamos la puerta cerrada.

Aunque no tuve juguetes y había pobreza material, recuerdo tiempos felices en la huerta de mis abuelos. Ellos tenían árboles frutales, vegetales, papas, moras, nueces, espárragos y maíz. Mi abuela se ocupaba de las flores delante de la casa. Justamente al lado de la entrada había dos gigantescos arbustos de jazmín con una deliciosa fragancia. Un pequeño riachuelo atravesaba el jardín y un tanque de guerra lleno de agua de lluvia servía a los niños de piscina. Carne había solamente en ocasiones muy especiales. Teníamos cinco gallinas. Las conocía a cada una de ellas por su nombre. Las alimentaba con pasto y maíz. Poco a poco entendí que había una relación entre la desaparición de una de ellas y el caldo de pollo que comíamos.

Toda mi ropa era de segunda mano. Venía de una prima lejana. Algunas veces su mamá me mandaba ropa interior usada, pensando lo feliz que me iba a sentir por tenerla. Y como si fuera poco, a la esposa de un granjero se le ocurrió tejerme calzones de lana de oveja. Me rozaban la piel y casi me bajaban a las rodillas. Recuerdo la vergüenza que sentí cuando una de las compañeras de escuela, jugando, levantó mi falda y estos calzones horripilantes quedaron a la vista. Hoy en día la ropa interior femenina es sexy, de colores alegres y con encajes femeninos. ¡Qué diferencia!

A pesar de las vacunas me dio polio. La enfermedad fue detectada a tiempo y fue curada. Mis dos padres sufrían las consecuencias de la guerra. No estaban sanos y yo quería una vida diferente.

Al terminar la escuela decidí estudiar la carrera de intérprete en Inglaterra. Tuve que mantenerme por mi misma y aunque empecé con buena salud gracias a la alimentación del jardín de mi abuelo, la fui perdiendo poco a poco. Trabajé cuidando niños y gané apenas lo necesario para sobrevivir. Para quitarme el hambre comía chocolates. No cuentan entre los alimentos saludables y, como todo tiene sus consecuencias, quizás tuvo que ver con los malestares que sentí más adelante. Un día sufrí un colapso en la Ciudad de México. De todos los especialistas que visité ninguno pudo detectar la causa de mis múltiples males que aparecieron poco a poco. Fue entonces cuando inicié mi búsqueda por la salud en otra forma. A través del naturismo recuperé mi bienestar perdido.

El aprendizaje nunca termina. Por lo general es en retrospectiva cuando entendemos que todo sucede por alguna razón. "No hay mal que por bien no venga" es un dicho popular en México. Lo que es más, las dificultades pueden convertirse en nuestras bendiciones más grandes. Cada problema, cada reto, cada malestar ofrece una oportunidad para aprender y crecer. El primer paso para encontrar la solución es reconocer que un problema existe. Desde luego uno puede pedir ayuda. Dios o el Universo nos escuchan. Hay personas que creen en la presencia de ángeles que están dispuestos a ayudarnos. Como quiera que sea, no estamos solos. Dios contesta, aunque rara vez con palabras. Nos contesta a través de sueños, ideas, pensamientos, ciertos eventos, situaciones o por medio de otras personas. Puede ser en forma muy inesperada. Siempre contesta, guiándonos hacia nuestro bien. Aun así, de nosotros depende el éxito. **Dios trabaja por medio de nosotros.**

Ninguna petición es insignificante. Dios nos inspira a la acción, nos guía y nos brinda oportunidades para alcanzar nuestras metas, pero si no cooperamos, no se logra mucho. Como ejemplo, puedo pedir un automóvil. Es fútil esperar a que llegue a mi casa solo. Quizás primero viene una oportunidad para ganar más dinero y poder pagarlo. A lo mejor alguien tiene lo que busco y lo vende a un precio accesible o veo ofertas en el internet, etc. etc. En alguna forma me toca cooperar.

Tratándose de salud es un proceso semejante. Quizás debo de cambiar mi dieta o buscar más información. Puedo preguntar a personas que han pasado por una situación semejante y pedirles consejo. Visitar al médico es otra opción. Sea como sea, para cambiar una situación hay que tomar una acción diferente a la que hemos seguido hasta ahora. En caso de duda conviene esperar. Podemos buscar una segunda opinión o considerar alternativas. Actuar apresuradamente a veces tiene consecuencias negativas, quizás irreversibles.

La salud no es la meta final sino la base para una vida más abundante. Después de obtenerla buscamos algo más, quizás una casa bonita, un coche funcional, dinero en el banco, una pareja o paz interior. Otros quieren viajar, estudiar o adquirir artículos que hacen la vida más placentera. Nada es imposible. A veces hay que salir de la zona de comodidad para obtenerlo porque todo tiene su precio. Quizás hay que aprender otro idioma, ir a la escuela de manejo, tomar clases de computadora o superarnos en nuestra profesión. La vida es actividad, circulación, dar y recibir. Cada paso que tomamos tiene sus consecuencias, acercándonos cada vez más a la meta.

Como en nuestra cultura el dinero es tan importante, lo necesitamos como medio de intercambio. El dinero es energía. Una de las formas más efectivas para llegar a tenerlo y disfrutar más prosperidad es por el acto de dar. Parece paradójico, pero ha funcionado por miles de años. Dar sin esperar nada a cambio. Es la fuente de nuestro bien. Cuando damos, Dios siempre nos va a recompensar y Dios está en todo y en todos. Existe el cuento de un santo muy venerado en la India, el gurú Nanak. Un día Nanak se acostó en el templo con los pies hacia el altar. Uno de los fieles le reprochó, diciéndole que era un sacrilegio acostarse con los pies en la dirección de Dios. El gurú le contestó con calma: "Muéstrame un lugar donde Dios no está y allí pondré mis pies."

Entre la gente más rica del mundo encontramos proporcionalmente más mormones y judíos. Ambos consideran dar la décima parte de sus ingresos a la iglesia prácticamente una ley. También muchos cristianos siguen la costumbre de dar el diezmo a su iglesia con buenos resultados. Hay que dar para recibir, y tiene que ser en forma desinteresada, sin esperar nada a cambio. ¡Ésta es la fórmula! En la antigüedad sacrificaban animales o llevaban ofrendas al templo para obtener favores de Dios. Hoy donamos dinero o compartimos nuestro tiempo, talento o servicio en la medida que nos sea posible.

Otro sacrificio es el ayuno, de preferencia acompañado por la oración. Nos proporciona salud física y nos da más claridad mental aparte de abrir el camino para alguna sorpresa maravillosa. Lo mejor es ofrecer algo de lo que más deseamos. Para sentirte bien, contribuye al bienestar de otros. Para recibir amor hay que dar servicio, amor y compasión a los demás. Si quieres salud, sacrifica tu apetito. Cuando quieres más dinero, la mejor forma de obtenerlo es contribuyendo económicamente al lugar donde recibes tu alimento espiritual o ayudando a otros. Recuerda que la felicidad que damos regresa a nuestro propio corazón.

Dar y recibir son dos caras de la misma moneda. Aunque muchos prefieren dar su diezmo a la iglesia o apoyar alguna institución cultural o caritativa, uno también puede apartar el diez por ciento para uno mismo. La empleada de un supermercado lo hizo, invirtiendo esta parte de su sueldo cada mes en acciones. Cuando llegó el momento de su retiro, se había convertido en millonaria a pesar de que su sueldo toda la vida había sido muy modesto.

Cuando crees que no tienes nada que ofrecer, cuenta tus bendiciones. Agradece lo que tienes. De hecho, es la manera más rápida de experimentar abundancia instantánea y atraer más bendiciones. Da las gracias por el techo sobre tu cabeza, por la comida, las amistades, el aire que respiras, por la lluvia, el sol, tu trabajo, tu mascota, porque tu automóvil arranque en la mañana, por la belleza de la naturaleza, por tu salud, por algún favor que te hicieron y hasta por el siguiente aliento. La vida misma es el regalo más grande. Todos tenemos algo que agradecer, sobre todo cuando vemos que hay personas menos afortunadas.

Lo que damos regresa multiplicado, aunque por lo general no de la misma persona. Dios decide dónde y cuándo nos va a bendecir. Parece que tiene un buen sentido del humor y le gusta sorprendernos. Por otra parte, es válido expresar nuestros deseos. Por ejemplo, uno puede contribuir dinero a una buena causa u ofrecer un ayuno y al mismo tiempo pedir dinero, salud, paz interior o que llegue la pareja ideal. El proceso de dar en cualquier forma trae bendiciones. Es una manera efectiva para alcanzar prosperidad verdadera. No hace falta trabajar en exceso o andar detrás de lo que uno desea. Comparte de lo que tienes, y la prosperidad te va a buscar a ti.

El Universo nos recompensa de acuerdo con nuestros actos. Por lo mismo es aconsejable hacer el bien y no perjudicar nunca a nadie. En Oriente esto se conoce como la Ley del Karma.

Dios y la Naturaleza son uno y responden a la misma fórmula mágica: primero pide (determina lo que quieres), luego inicia la acción para alcanzar tu meta, invita la ayuda de Dios por medio de tu ofrenda y espera. Una vez recibido el bien, es importante dar las gracias. Aparte de dar las gracias por medio de palabras, otra forma es la de gozar la vida tan preciosa, el mejor de todos los regalos. El agradecimiento abre las puertas para más bendiciones y es el camino a la felicidad. En lugar de fijarnos en lo que falta, hay que agradecer lo que tenemos.

No hay que pensar tanto en combatir los males sino más bien en seguir adelante, en crear mejor salud y vivir la vida en toda su plenitud. Nuestro cuerpo continuamente se cura y se regenera si le ayudamos un poco. Este cuidado está en nuestras manos. Muchos lo han experimentado. Cuando ningún médico me pudo curar, el doctor Juan Sperl sugirió una dieta natural acompañada de ciertos suplementos y ayunos. Cualquiera la puede seguir para mejorar su salud. Ni siquiera aceptó el crédito por la sanación, porque reconoció que no era él quien la hacía sino Dios a través de la Naturaleza. Con humildad y sabiduría dijo: **"Es la Madre Naturaleza la que cura. Solamente hay que darle la mano".** No importa si se trata de salud o algo más, Dios proporciona lo que necesitamos; sin embargo, tenemos que poner de nuestra parte para recibir Sus bendiciones.

Todo lo que hacemos tiene consecuencias. Puede ser tan simple como escoger entre comer y no comer, entre caminar o quedarse en casa para ver la televisión, entre pensar en las necesidades de otros o pensar solo en uno mismo. Recibimos en la medida en que damos, aunque a veces nos ayudan ángeles o seres queridos en el otro lado. Puede ser un maestro, un familiar, algún guía o sanador. Aunque no los vemos con nuestros ojos físicos, no quiere decir que no existan. Cuando pedimos algo, siempre hay que agregar: "Esto o algo mejor, si es para mi bien" porque no sabemos si lo que pedimos es para nuestro bien o no. Si pedimos un automóvil y más adelante existe la probabilidad de que esté involucrado en un accidente, conviene no tenerlo. Solo Dios conoce nuestro futuro.

En lugar de preocuparte por lo que no tienes, agradece lo que tienes, lo afortunado que eres y lo que puedes compartir, incluso tu tiempo. Quien más da es quien más recibe. Poder dar en sí es una bendición muy grande. El secreto de una vida próspera no está en tener más cosas materiales sino en estar sano y compartir nuestro amor en alguna forma. Las bendiciones existen todo el tiempo. No consisten en alcanzar la meta sino van apareciendo en el camino. Se van haciendo visibles durante el viaje, que es la vida. ¡Por esto te deseo que tengas un viaje muy feliz!

Reconocimientos

Quiero expresar mi gratitud a las personas que contribuyeron a la creación de este libro, demasiadas para mencionar sus nombres. Doy las gracias a las que me inspiraron, a veces pidiendo ayuda y por el aprendizaje que surgió de allí. Doy las gracias a mis maestros extraordinarios y maravillosos: Dr. Juan Sperl, Swami Pranavananda Saraswati, y John-Roger, así como a todos mis guías espirituales.

Doy las gracias a mi editora Fabiola Tortajada por su valiosísimo trabajo y contínuo apoyo, y a cada persona que ayudó de alguna manera en la publicación de este libro. Por último, doy las gracias a Carlos. Fue quien me dio más oportunidades para crecer y ver que hay más de un camino para llegar a la meta. Estoy muy agradecida a las ministras de la iglesia de Unity El Paso, Rev. Diana Isaac y Rev. Leiris Morillo, quienes me apoyaron con su sabiduría y amor incondicional.

Finalmente doy las gracias a ti, el lector, por ser parte de mi vida, por estar dispuesto a considerar otras opciones y probar terapias naturales, aplicándolas cuando sea apropiado. ¡Que Dios te bendiga sobre todo con buena salud! Entre todos estamos creando un mundo mejor. Mi maestro espiritual John-Roger diría: **¡Las bendiciones ya están!** Nosotros somos parte de estas bendiciones, cada uno de nosotros.

214

Lecturas recomendadas y videos de algunos de los maestros más grandes

En orden alfabético:

Capo, Nicolas: **Mis observaciones clínicas sobre el limón, el ajo y la cebolla**
Editorial Kier, Buenos Aires, 1966

Lezaeta A., Manuel: **La medicina natural al alcancc dc todos**
Editorial Pax, México, 1956

Mazdaznan: **Enciclopedia Naturista, Serie No. 7**
Mazdaznan Press, Los Ángeles, Ca., 1970

Dr. Pros, Miguel: **Cómo cura la avena**
Dr. Miguel Pros y RBA Libros, S.A., Barcelona, 2012

En inglés:

Armstrong, J.W.:   **The Water of Life** (El agua de la vida)
C.W. Daniel CO. Ltd., Inglaterra, 1971

Boutenko, Victoria: **Green for Life** (Verde para la vida)
Raw Family Publishing, Canada, 2005

Bragg, Paul: **Healthy Lifestyle & The Miracle of Fasting**
(Vida saludable & el milagro del ayuno)

Bragg Health Crusades/Health Science, California

Brandt, Johanna: **The Grape Cure** (La cura de uvas)

Ehret Literature Publishing Co., New York, alrededor de 1927

Christy, Martha: **Your Own Perfect Medicine** (Tu propia medicina perfecta)

Self Healing Press, Arizona, 1994

Crook, William: **The Yeast Connection** (La conexión con levaduras)

Square One, USA, 2007

Cross, Joe: **Fat, Sick and Nearly Dead** (Gordo, enfermo y casi muerto)

Documental 2010

Diamond, Harvey & **Fit for Life** (La anti-dieta)
Marilyn

Warner Books, Inc., New York, 1985

Dufty, William: **The Sugar Blues** (La tristeza del azúcar)

Warner Books, Pennsylvania, 1975

Ehret, Arnold: **The Mucusless Diet Healing System** (El sistema de curación sin mucosidad)

Ehret Literature Company, New York, 1953, 1981, 1983, 1994

Escher, Ursula: **A Day in the Budwig Diet** (Un día con la dieta de Johanna Budwig)

UEscher Productions, USA, 2011

Jensen, Bernard: **The Chemistry of Man** (La química del hombre)

Bernard Jensen, California, 1983

John-Roger: **Wealth and Higher Consciousness** (Abundancia y consciencia superior)

Mandeville Press, Los Angeles, Ca., 1988

Mosley, Michael: **East, Fast and Live Longer**

(Come, ayuna y vive más)

Documental 2014

Muhammad, Elijah: **How to Eat to Live – Book 2**
(Cómo comer para vivir, libro 2)

Secretaris MEMPS Publications, Arizona, 1972

National Geographic: **Blue Zones, The Science of Living Long**er
(Zonas azules, la ciencia de vivir más)

National Geographic Partners, Washington, 2016

Ohsawa, George: **You are all Sampaku** (Todos están enfermos)
(Sakurazawa Nyoiti)

University Books, USA, 1965

Osho: **From Medication to Meditation**
(De los medicamentos a la meditación)

C.W. Daniel Co. Ltd., SA, 1994

Rothkranz, Markus: **Vegan Strongman Eats Only One Meal a Day**
(Hombre fuerte vegano solo come una comida al día)

Documental 2016   Entrevista con Dr. Nun Amen-Ra

Dr. Shinya, Hiromi: **The Microbe Factor** (El factor de los microbios)

Millichap Books, San Francisco, 2010

Dr. Simoncini, Tullius: **Cancer is a Fungus** (El cáncer es un hongo)

Edizioni Lampos, Italia, 2007

Sinclair, Upton: **The Fasting Cure** (La cura del ayuno)
William Heinemann, Londres, 2011

Spurlock, Morgan: **Supersize Me** (Hazme supergordo)
Documental, 2004

Wilde, Stuart: **The Force** (La fuerza divina)
Hayhouse, California, 1997

Wolfe, David: **Eating for Beauty** (Comer para la belleza)
North Atlantic Books, Berkeley, Ca. 2007, 2009

Zavasta, Tonya: **Quantum Eating, the Ultimate Elixir of Youth**

                          (Comida cuántica, el último elixir para la juventud)

BR Publishing LLC, Tennessee, 2012

En francés:

Simoneton, André: **Radiations des Aliments, Ondes Humaine e Santé**

                          Radiación de los alimentos, ondas humanas y salud

Courrier du Libre, Paris, 1971

En alemán:

Nissim, Rina: **Naturheilkunde in der Gynaekologie**

                          (Salud natural en la ginecología)

Orlanda Frauenverlag, Alemania, 1984

Referencias: **SANTA BIBLIA**, Versión Reina-Valera 1960

                          American Bible Society, New York, NY, - Plantation, FL

                          Sociedades Bíblicas en América Latina, 1960

                          Sociedades Bíblicas Unidas, 1964

Sobre la autora

Después de recuperarse de múltiples padecimientos en forma natural durante la década de los años sesenta, Elke Lewis se ha entregado por completo a la renovación de la salud por medios naturales. Tiene más de 40 años de experiencia profesional como naturista y nutricionista con excelentes resultados. A través del tiempo ha ayudado a miles de personas a recuperar su bienestar, principalmente por medio de cambios en la alimentación. Como discípula de un maestro de la India ella ha estudiado las enseñanzas del yoga y ha aprendido algunos de los secretos de Oriente. Tiene diplomas en nutrición y salud natural de Alemania, los EE.UU. y América del Sur. También fue ordenada como ministro en la iglesia de M.S.I.A. en California.

En su libro *SALUD NATURAL, El Placer de Sentirte Bien,* revela métodos naturales para alcanzar la salud duradera sin necesidad de procedimientos complicados o costosos. Incluye anécdotas de personas reales que hicieron cambios sencillos en su estilo de vida y en poco tiempo se sintieron renovadas, como si la vida les hubiera dado otra oportunidad. Algunas de ellas querían perder peso; otras mejorar su vista; tener un bebé sano después de que otros métodos habían fallado; normalizar el azúcar de la sangre o regularizar su presión arterial. ¡La Naturaleza es sorprendente! Algunas personas que habían sido diagnosticadas con enfermedades "incurables" también decidieron buscar alternativas naturales con buen éxito. Escoger un estilo de vida mas saludable puede servir para borrar el paso de los años y mantenerse joven. Si uno pone de su parte, los remedios naturales no decepcionan. Siguiendo algunos de los métodos descritos en este libro, te podras sorprender de lo bien que te vas a ver y a sentir.

Printed in the United States
By Bookmasters